AF300027

NOUVELLES NOTES

D'HISTOLOGIE NORMALE

A L'USAGE

DES ÉTUDIANTS EN MÉDECINE

RÉDIGÉES PAR

RENÉ BONEVAL

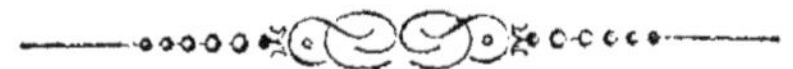

A. MALOINE

LIBRAIRIE MÉDICALE ET LITTÉRAIRE

91, BOULEVARD SAINT-GERMAIN

Près la Faculté de Médecine, vis-à-vis la Cour du Commerce

PARIS

Nous avons cru rendre service aux étudiants en médecine en publiant ces notes d'histologie. Elles ont été prises dans les ouvrages les plus modernes: Kölliker, Frey Schench et les ouvrages magistraux de Monsieur Ranvier, nous ont fourni le meilleur de notre travail. C'est dire que nous avons oublié à déssein, les vieilles théories qui, jusqu'à ces dernières années, semblaient avoir rendu stationnaire l'enseignement de l'histologie en France.

Ces notes sont divisées en trois parties.

a. Dans la première partie, après avoir rapidement étudié la cellule, nous ferons la description des tissus.

b. Dans la seconde, nous examinerons la structure des grands appareils.

c. Dans la troisième enfin nous ferons l'histoire des organes des sens.

1ère Partie

1. De la Cellule

a. Structure de la cellule:

Définissant la cellule animale par ses caractères constants, nous dirons, avec M. Ranvier, qu'elle est «une masse de protoplasma pourvue d'un noyau».

1. Protoplasma.

Le protoplasma est une matière albuminoïde finement grenue se gonflant sous l'action de l'eau et se dissolvant dans les acides et alcalis concentrés. Matière essentiellement instable, le protoplasma est très-propre aux échanges chimiques, qui constituent le phénomène de la nutrition cellulaire. Cette propriété n'est pas la seule manifestation vitale du protoplasma: Il est éminemment contractile et jouit d'une sensibilité obtuse qui lui permet de se mouvoir en vue d'un but déter-

miné (Claude Bernard). La masse de protoplasma qui constitue le corps cellulaire, n'est pas dépourvue de structure,
comme on l'avait cru jusqu'ici. Dans un grand nombre
de cellules, et spécialement dans les cellules glandulaires, elle
revêt la forme d'un réseau délicat. La matière sécrétée par
la cellule est renfermée dans les mailles de ce réseau. Il n'y a
généralement pas de membrane enveloppe à la surface de
la cellule, mais une mince couche de protoplasma condensé.
La présence d'une membrane enveloppe est un signe de
dégénérescence de la cellule animale.

2. Noyau:
Les dimensions du noyau, comme celles de la cellule, varient
dans des limites considérables. Le noyau peut être rond, ovalaire, en fuseau, bosselé, etc. C'est dire qu'il peut présenter
toutes les formes. La substance chimique, qui le constitue,
diffère absolument du protoplasma cellulaire: L'eau est
sans action sur le noyau; l'acide acétique, qui dissout
le protoplasma, le met le noyau en évidence; enfin certaines matières colorantes se fixent presque exclusivement
sur le noyau (Carmin, Vert de Méthyle, Hématoxyline). La
substance protéique qui le constitue, porte le nom de
Nucléine. Elle n'est pas dépourvue de structure et on
peut représenter le noyau par une lame périphérique de
nucléine condensée (1) de la face profonde
de laquelle partiraient des travées s'anastomosant entre elles et formant le reticulum

Schéma du Noyau

nucléaire. A certaines périodes de son évolution, on aperçoit dans l'intérieur du noyau, une ou plusieurs masses bril-
lantes (Nucléoles)

3. Multiplication des cellules:
La multiplication des cellules animales se fait par segmentation. Le protoplasma et le noyau se divisent tour
à tour, la segmentation du noyau précédent Généralement celle du protoplasma.

Segmentation du noyau:
La segmentation du noyau se fait par deux procédés

différents: Segmentation directe et segmentation indirecte.

1° Segmentation directe: Le noyau s'étrangle en son milieu et prend la forme d'un rein. Bientôt la partie étranglée se rompt: il en résulte deux noyaux distincts.

2° Segmentation indirecte. La segmentation indirecte porte encore le nom de Karyokinèse. Le processus de la karyokinèse consiste dans des modifications de structure qui donnent au noyau une physionomie, variable avec les phases de son évolution.

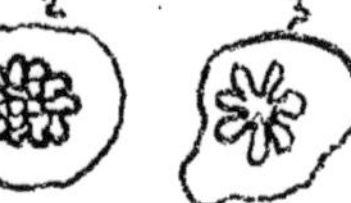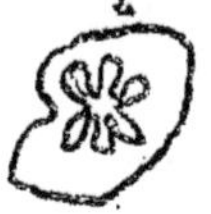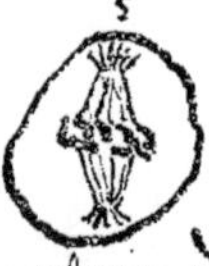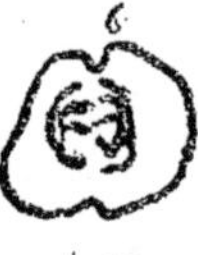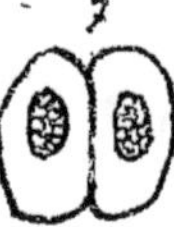

Processus de la Karyokinèse (Klein).

Tout d'abord la membrane enveloppe disparaît (2); les fibrilles nucléaires se contournent et se disposent de façon à constituer un corps ayant l'apparence d'une étoile. (C'est la forme Aster. 3) Bientôt les fibrilles de l'aster se séparent en deux groupes distincts (Forme Diaster 4) Ces deux groupes primitivement accolés s'éloignent l'un de l'autre, tout en restant unis par des fibrilles minces et pâles. (Forme en fuseau 5) Enfin les fibrilles unissantes se rompent, et les travées qui constituent les deux étoiles se contournent et s'enroulent prenant l'aspect qu'elles ont dans le noyau adulte. En même temps il se forme une couche périphérique de nucléine condensée. (Forme Amphiaster 6 et noyaux filles (7)

Segmentation du protoplasma: le protoplasma peut commencer à se diviser, à toutes les périodes de la karyokinèse. La segmentation s'effectue par une sorte de clivage. Souvent la segmentation du noyau n'est pas suivie de celle du protoplasma cellulaire: dans ce cas la cellule présente deux noyaux.

De l'union des éléments anatomiques (cellules et cellules modifiées) résultent les tissus. Ceux-ci peuvent être classés en quatre grands systèmes caractérisés par un élément fondamental.

Classification des Tissus.

A. système conjonctif ayant la cellule conjonctive comme élément fondamental. Les tissus se transforment par l'ébullition en gélatine ou substances isomères.

- Tis. conjonctif
  - sans forme .... Lâche, Muqueuse
  - ayant forme déterminée : membraneux, fasciculé, réticulé, lamelleux
- .... Tissu cartilagineux
- .... Tissu osseux
- .... Tissu éburnéen

B. Sys. Épithélial (cell. épithéliale) — Tis. épithélial .... de revêtement, Glandulaire

C. S. Musculaire (Fibre contractile) — Tissu musculaire .... à contraction rapide, à contraction lente

D. Sys. Nerveux (tubes nerveux et cellules) — Tissu nerveux ..... Nerfs périphériques; sys. central : subs. blanche, subs. grise.

II. Tissu conjonctif lâche

Le tissu conjonctif lâche est très-répandu dans la nature. Il unit les organes et pénètre dans leur intérieur pour en former le squelette.

A. Structure :

Outre la cellule conjonctive, on trouve dans ce tissu des éléments divers : faisceaux connectifs; fibres élastiques; cellules lymphatiques, vaisseaux et nerfs.

1. **Cellule conjonctive:** La cellule du tissu conjonctif lâche est plate et très-mince. Au milieu d'un protoplasma légèrement granuleux se trouve un noyau ovalaire pourvu d'un ou deux nucléoles. Les cellules du tissu conjonctif lâche présentent souvent de très-fins prolongements qui s'anastomosent entre eux.

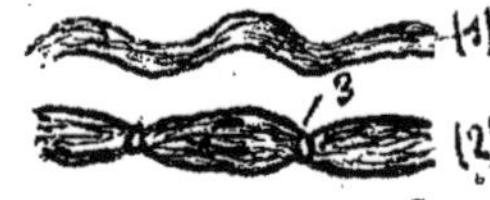

Cellule conjonctive.
1. Vue de face
2. Vue de profil.

2. **Faisceau connectif:** Le faisceau connectif, examiné sans l'aide d'aucun réactif, paraît strié suivant sa longueur. Cet aspect nous conduit à penser qu'il est formé d'une série de fibrilles intimement unies entre elles. À l'aide de la dissociation on peut se convaincre qu'il s'agit bien de fibrilles excessivement minces et non anastomosées. Ces fibrilles sont renfermées dans une membrane enveloppe, qui présente de distance en distance des épaississements en forme de fibres circulaires ou spirales. Ces fibres sont décrites sous le nom de Fibres spirales de Henle. Dans les faisceaux connectifs accidentellement (œdème) ou intentionnellement (acide acétique) gonflés, ces fibres étranglent la substance conjonctive.

3. **Fibres élastiques:** La distinction des fibres élastiques, en fibres à double contour ou grosses, et fibres à simple contour ou fines est entièrement oiseuse. Toutes ont, dans le tissu conjonctif lâche les mêmes caractères: Elles se ramifient s'anastomosent et restent toujours rectilignes. Traitées par l'acide osmique, elles paraissent formées de granulations très-réfringentes plongées dans une substance moins réfringente. Ces fibres résistent à l'action de la potasse et de l'acide acétique. Elles se colorent en jaune par le picro carmin. Cette dernière réaction sert à les distinguer des fibres spirales de Henle qui se colorent en rouge.

4. **Cellules lymphatiques:** Elles ne diffèrent pas

des cellules lymphatiques du sang et de la lymphe.

5° Plasma: C'est du sérum sanguin qui a transsudé à travers les capillaires et qui chemine dans les mailles du tissu conjonctif lâche.

6° Vaisseaux et Nerfs: Les vaisseaux forment un réseau capillaire très fin. Les nerfs ne font que traverser le tissu conjonctif lâche; on ne lui connait pas de terminaisons nerveuses propres.

B. Texture:

Le tissu conjonctif lâche avait été appelé par Bichat « tissu cellulaire ». Cette dénomination ne peut plus être acceptée aujourd'hui car elle repose sur une conception erronée de sa texture. En insufflant ce tissu, Bichat croyait que les cellules qu'il produisait étaient réelles, et que les éléments conjonctifs étaient agencés de façon à former des alvéoles communiquant entre elles. Une injection interstitielle, d'eau ou d'un liquide coloré, nous prouve que ces cellules ne communiquent pas, et qu'elles sont le résultat du refoulement des éléments par l'injection. En réalité, les faisceaux connectifs et les fibres élastiques s'entrecroisent dans toutes les directions. Le plasma et les cellules sont compris entre ces faisceaux éléments. Quant aux cellules conjonctives, elles sont immédiatement appliquées contre les faisceaux.

III. Tissu adipeux.

Ce tissu pourrait être considéré comme une variété du tissu conjonctif lâche; cependant la localisation de la graisse en certains points déterminés du tissu conjonctif lâche, nous autorise à l'étudier séparément.

A. Structure:

Aux éléments du tissu conjonctif lâche vient s'ajouter, la vésicule adipeuse.

Vésicule adipeuse. Examinée sur un animal récemment tué, elle nous apparait comme une

— 7 —

Cellule sphérique à bords opaques. Sur un animal tué depuis longtemps la graisse s'est solidifiée. Les cellules ont pris alors, par
pression réciproque, la forme polyédrique et présentent, dans leur
intérieur des cristaux en aiguilles. La structure de la cellule a-
dipeuse, ne se montre bien, qu'à l'aide de
l'acide osmique ou du bleu de quinoléine.
Sous l'action de ces réactifs, elle nous
apparaîtra circonscrite par une mem-
brane enveloppe très-nette. Le protoplasma granuleux et le
noyau, sont rejetés, à la périphérie, contre la membrane enveloppe (1. 2) La graisse, sous forme d'une grosse goutte, occupe
le centre (3)

B. Texture :

Le tissu adipeuse a une structure lobulaire. Chaque
lobule dépend d'un vaisseau qui se ramifie en un réseau
excessivement riche. C'est, dans les mailles de ce réseau
que sont comprises les cellules adipeuses. Les lobules sont
séparés par du tissu conjonctif lâche.

Nous dirons fort peu de chose des caractères chimiques de ce tissu : La graisse est diffluente chez le vivant.
Elle est composée des acides, stéarique, oléique, margarique,
unis à la glycérine.

Au point de vue de sa distribution, nous dirons
que le pannicule adipeux manque, sur le dos de la main
la partie médiane du dos et du ventre, la paupière et la
verge.

IV. Tissu muqueux.

Le tissu muqueux représentant la forme embryonnaire du tissu conjonctif, nous l'étudierons lorsque
nous parlerons du développement de ce tissu.

V. Tissu conjonctif membraneux.

Le tissu conjonctif membraneux est encore désigné
sous le nom de tissu séreux. Il comprend en effet l'ensemble des séreuses que l'on pourrait définir, au point de

vue histologique, « des membranes conjonctives minces et transparentes, destinées à tapisser les parois des cavités séreuses, et les organes contenus dans ces cavités ». Nous étudierons parmi les séreuses splanchniques, l'épiploon et le péritoine; nous passerons ensuite à l'étude des synoviales.

A. Mésentère

Le mésentère est formé de deux feuillets: un feuillet renfermant les vaisseaux, les nerfs et les ganglions, c'est le feuillet vasculaire ; et un second feuillet entièrement dépourvu de vaisseaux. Ces deux feuillets n'ont pas la même structure.

a. Feuillet vasculaire :

Le feuillet vasculaire comprend dans sa structure: des faisceaux conjectifs, une substance unissante, des cellules conjonctives.

1° Faisceaux connectifs: Les faisceaux connectifs sont rectilignes: S'ils s'entrecroisent souvent, à la façon de deux anses de fil a placées l'une dans l'autre » Comme le fait remarquer M. Ranvier, ils peuvent se diviser, mais jamais ils ne s'anastomosent entre eux. Alors qu'il paraît y avoir une anastomose entre deux faisceaux, on peut se convaincre par un examen attentif qu'il y a simplement, accolement d'une partie de leurs fibres.

2° Substance unissante: La substance unissante est placée entre les faisceaux. Sa coloration en rose par le carmin fait supposer qu'il s'agit d'une substance conjonctive.

2° Cellules conjonctives: Ce sont des cellules semblables à celles du tissu conjonctif lâche. Elles ne diffèrent, de ces dernières, que par leurs rapports avec les faisceaux connectifs. Au lieu d'être appliquées contre les faisceaux, elles sont toutes étalées, à la surface de la membrane au dessous de l'endothélium.

b. Feuillet non vasculaire: On trouve, dans ce feuillet, les faisceaux connectifs et les cellules ayant les mêmes rapports que dans le feuillet vasculaire. Ce qui caractérise ce feuillet, c'est la présence de fibres élastiques d'une finesse extrême. Ces fibres sont rectilignes et s'anastomosent entre elles. Au point de conjugaison de deux fibres, l'espace qui les sépare est comblé par une lame élastique percée d'orifices. On peut donc considérer le réseau élastique du mésentère, comme une membrane fenêtrée dont les ouvertures seraient très-inégales (Ranvier).

Les deux feuillets (vasculaire et non vasculaire) unis par une mince couche de tissu cellulo-adipeux constituent la membrane conjonctive du mésentère. Cette membrane est revêtue sur ses deux faces par des cellules endothéliales (1) qui lui forment un revêtement continu.

B. Épiploon.

L'épiploon est formé par des faisceaux connectifs constitués en travées, qui circonscrivent des mailles (M) plus ou moins grandes. Au point de réunion, de ces travées, se trouvent des cellules conjonctives, qui se moulent entre les faisceaux connectifs. Des cellules endothéliales forment, à la surface des travées, un revêtement continu. Les plus fines travées, sont souvent enveloppées par une seule cellule endothéliale. Les vaisseaux et les nerfs sont contenus dans les grosses travées.

Tissu conj. de l'épiploon (D'après Ranvier)

C. Synoviales :

La membrane, qui tapisse les cavités articulaires, est formée de faisceaux et de cellules conjonctives. Elle est tapissée par des cellules endothéliales plates, et renferme peu de vaisseaux sanguins. Les prolongements synoviaux, qui ont reçu le nom de franges synoviales, renferment aussi des cellules adipeuses. Les vaisseaux sanguins y sont plus abondants, et l'épithelium plat de la synoviale, y devient beaucoup plus haut, presque cubique.

VI. Tissu conjonctif fasciculé.

Ce tissu est caractérisé par la disposition des faisceaux qui sont, tous parallèles entre eux. La prédominance, de l'élément conjonctif ou élastique, donne naissance à deux variétés de ce tissu : le tissu fibreux et le tissu élastique.

A. Tissu fibreux.

Les organes, appartenant à cette variété du tissu conjonctif fasciculé, sont presque exclusivement formés de faisceaux connectifs, et de cellules conjonctives. Au point de vue de la forme, ils se divisent en deux Groupes : Ceux de la forme arrondie et allongée (Tendons, ligaments); Ceux de la forme membraneuse (Aponévroses)

a. Tendons.

Structure : Les tendons comprennent, dans leur constitution, des faisceaux connectifs, des cellules conjonctives, et des fibres élastiques.

1. Faisceaux Connectifs : Ils diffèrent, de ceux du tissu conjonctif lâche, en ce qu'ils sont tous parallèles entre eux.

2. Cellules : Les cellules conjonctives revêtent dans les tendons un aspect particulier, qu'elles tirent de leurs rapports avec les faisceaux connectifs, entre lesquels elles forment des travées longitudinales. Leur noyau est ovalaire, assez volumineux ; le corps cellulaire est rectangulaire, à grand axe perpendiculaire aux faisceaux connectifs. Ces cellules, présentent, à leur surface, des lignes qui se colorent plus fortement par le Carmin, et qui sont parallèles aux faisceaux tendineux. M Ranvier a démontré que ces lignes étaient formées par le protoplasma cellulaire s'insinuant entre deux faisceaux connectifs. Il les a appelées, des Crêtes d'empreinte. Considérons les rapports d'une cellule (O) avec trois faisceaux connectifs (A.B.C)

nous verrons que, le protoplasma de cette cellule, pressé contre les faisceaux A et B par le faisceau C, s'insinuera entre A et B et formera une crête qui, vue de face, ressemblera à une ligne. Par contre les parties latérales (ailes) de la cellule seront très amincies (L. figure M)

3. Fibres élastiques: Elles sont très fines et peu nombreuses. Elles forment, dans le tendon, un réseau anastomotique, dont les travées se dirigent dans tous les sens.

Texture:

Les faisceaux Connectifs, se Compriment dans les espaces stellaires, qui les séparent, les cellules Conjonctives. Ils forment ainsi des faisceaux assez primitifs, qui, unis par du tissu Conjonctif lâche, Constituent des faisceaux secondaires. Le tendon présente une membrane enveloppe, formée de tissu Conjonctif lâche et tapissée par des Cellules endothéliales. Les vaisseaux sont Contenus dans le tissu Conjonctif interfasciculaire.

Les expansions tendineuses ou Aponévrotiques des muscles sont des tendons plats et ont la structure Que nous venons de décrire.

b. Ligaments.

Les ligaments ont, à peu de chose près, la même structure que les tendons. Le réseau élastique y est, cependant, plus riche, et les faisceaux tendineux ne sont pas toujours exactement parallèles.

c. Aponévroses:

Les Aponévroses sont formées de deux ou plusieurs plans de faisceaux Connectifs, alternativement perpendiculaires entre eux. Les cellules Conjonctives se moulent contre ces faisceaux. On conçoit, qu'elles doivent posséder des crêtes d'empreinte.

B. Tissu élastique.

Ce tissu est Caractérisé par la prédominance des fibres élastiques. Il forme, Chez l'homme, les ligaments jaunes, l'appareil suspenseur de la verge, il entre aussi dans la

Composition des Artères

Structure

La substance élastique se présente sous trois formes différentes :

a. une première forme constitue les fibres élastiques et a été décrite avec le tissu conjonctif lâche

b. une seconde forme se présente sous l'apparence de plaques offrant des pertes de substance. (Membranes fenêtrées élastiques.)

c. Enfin, la substance élastique se présente encore sous forme de grains disposés en fibrilles. C'est une forme embryonnaire de la fibre élastique.

Texture :

Les organes dont nous avons parlé (Ligaments jaunes, ligament suspenseur etc..) sont formés d'un réseau élastique très-riche, et d'un très petit nombre de faisceaux connectifs. Les vaisseaux y sont rares ; on n'y trouve pas de nerf

Développement du tissu Conjonctif.

Les cellules Conjonctives proviennent du feuillet moyen. D'abord sphériques et contiguës, elles sont bientôt écartées par une substance intercellulaire qui modifie leur forme. Elles deviennent étoilées et présentent des prolongements qui

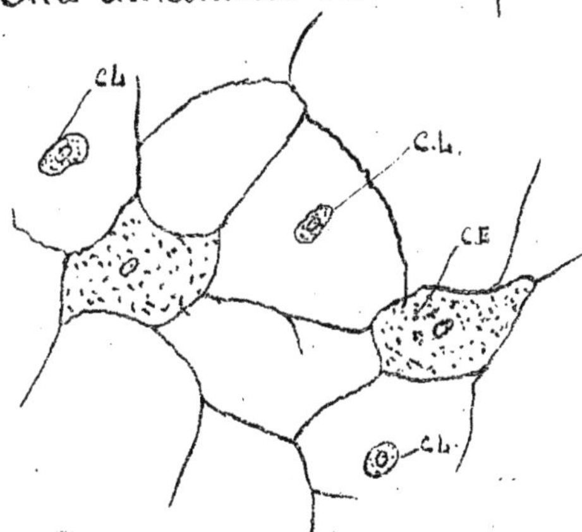

s'anastomosent entre eux. La substance intercellulaire formée de mucine, renferme des cellules lymphatiques (CL) À ce stade de développement, le tissu Conjonctif porte le nom de tissu muqueux. Il constitue tout le tissu conjonctif du fœtus et ne se retrouve pas chez l'adulte.

Les faisceaux Connectifs apparaissent ensuite : D'après Schwann, les cellules Conjonctives s'effileraient et se transformeraient en un faisceau de fibrilles : Chaque cellule Constituerait ainsi un faisceau Connectif. M. Ranvier démontré que les faisceaux Connectifs n'ont que des rapports de contiguité avec les cellules. Jamais on ne voit les faisceaux se Continuer avec les prolongements des cellules. Il résulte des travaux de ce savant histologiste, que les faisceaux Connectifs se forment par une précipitation de la substance intercellulaire.

La graisse n'apparait dans les cellules du tissu adipeux, qu'après la formation des faisceaux Connectifs.

Les fibres élastiques se montrent en dernier lieu, elles apparaissent sous forme de Grains, qui s'unissent bientôt pour former les fibrilles. La production des fibres élastiques se continue chez l'adulte (cartilage élastique).

III. Tissu Cartilagineux.

Le tissu Cartilagineux est caractérisé par la présence d'une substance fondamentale Creusée de Cavités. Cette substance fondamentale revêt des aspects divers par l'adjonction d'éléments nouveaux. Nous sommes, ainsi, amenés à considérer trois espèces de Cartilage.

A. Cartilage hyalin (subs. fondamentale hyaline)
B. Cartilage élastique (subs. fondamentale élastique)
C. Cartilage fibreux (subs. fondamentale fibreuse)

A. Cartilage hyalin.

Le cartilage hyalin joue, dans la vie fœtale, un rôle considérable. Il constitue le squelette de l'embryon, et persiste chez l'adulte, Certaines pièces n'étant pas envahies par l'ossification. (Cartilage de la cloison; du larynx [Thyroïde et Cricoïde] des côtes etc)

Structure: Ce cartilage est formé par une substance fondamentale hyaline Creusée de Cavités. Les cavités ont reçu le nom de Chondroplastes. Elles renferment une cellule Constituée par un protoplasma Granuleux. Son noyau arrondi, à double contour, présente un nucléole. L'acide osmique manifeste la présence de la graisse dans les cellules du cartilage. Dépourvues de membrane enveloppe, Elles sont exactement appliquées contre

les parois des chondroplastes. Cette adhérence est, sans doute
un effet du vide ; car l'ouverture de la caps-
le produit la rétraction de la cellule. L'eau, la
glycérine, et la plupart des liquides produisent le même résultat. Au commencement de l'action de
ces réactifs, le corps cellulaire paraît dentelé sur les bords
Cette apparence se manifeste de plus en plus, on aperçoit
bientôt, à la surface de la cellule, une sorte de réticulum
Ce réticulum est formé par des travées de protoplasma,
la cellule, en se contractant, a laissées adhérentes à la
capsule.

Texture :

Nous étudierons la texture du cartilage hyalin : 1° dans
le cartilage fœtal. 2° dans les cartilages costaux. 3°?
les cartilages d'encroutement.

1° Cartilage fœtal : Ce cartilage est formé d'une
substance fondamentale peu abondante et de chondroplastes petits et anguleux. Lorsqu'il doit s'ossifier,
prend une disposition sériée (Voyez ossification)

2° Cartilages costaux : les capsules sont réuni-
par groupes ; on en voit souvent de très-volumineus-
qui renferment plusieurs cellules.

3° Cartilages d'encroutement : on peut disti-
guer trois couches :
a. une couche superficielle ; où les caps-
les ont leur grand axe parallèle à la
surface.

b. une couche moyenne ; où elles sont disposées irrégulièrement.

c. une couche profonde ; où elles sont perpendiculaires
la surface.

B. Cartilage élastique ou réticul-

Il est caractérisé par la présence de fibres élasti-
ou d'une substance élastique formée de grains, disposés de façon à dessiner des fibres. Sur une coupe de
l'épiglotte, on voit, entre les faces profondes des deux
des muqueuses, les cellules cartilagineuses entourée-
d'un plexus de fibres élastiques. Celles-ci, issues d'un

des muqueuses, vont se jeter, après avoir contourné les cellules, dans le derme de la muqueuse opposée. Nous citerons, parmi les cartilages réticulés: l'épiglotte, les cartilages arythénoïdes, le pavillon de l'oreille, la trompe d'Eustache.

C. Fibro-Cartilage.

Le fibro-cartilage est caractérisé, par la présence de faisceaux connectifs au sein de la substance fondamentale. Il forme les organes fibro-squelettiques. Nous citerons, les cartilages interarticulaires. Nous donnerons, ici, la description des disques intervertébraux, quoique ils renferment des parties essentiellement élastiques.

Disques intervertébraux:

Les disques intervertébraux présentent, dans leur structure deux parties distinctes:

1º une partie périphérique composée, d'après M. Sappey, de lames alternativement jaunes et nacrées. Les lames jaunes renferment des fibres élastiques, les lames nacrées sont formées de faisceaux connectifs et de cellules du cartilage. Que les fibres appartiennent aux lames jaunes ou nacrées, elles sont dirigées obliquement du corps vertébral supérieur au corps vertébral inférieur. Toutes les fibres d'une même lame ont une direction parallèle. Celles de la lame qui la précède ou qui la suit, ont une direction oblique inverse.

2º une partie centrale, représentant une cavité (derniers vestiges des renflements de la notocorde) hérissée de prolongements. Ceux-ci sont formés de faisceaux fibreux et de cellules cartilagineuses. Certaines de ces cellules présentent plusieurs enveloppes concentriques.

Périchondre:

Le périchondre est formé de deux couches distinctes:

1º une couche externe composée de faisceaux connectifs.

2º une couche interne composée de faisceaux connectifs et de cellules allongées. Le périchondre renferme des vaisseaux; le cartilage n'en possède point.

Développement:

Les premières cellules cartilagineuses apparaissent autour de la notocorde. Elles sont destinées à former les Vertèbres. Tout d'abord les cellules sont pressées les unes contre les autres; peu-à-peu, elles, la substance fondamentale augmentant, elles s'écartent, et prennent l'aspect que nous connaissons.

VIII Tissu osseux.

Ce tissu présente une substance fondamentale infiltrée de sels calcaires et creusée d'un système de cavités. La disposition, des éléments qui le constituent, varie suivant que l'on examine, un os long, un os — court et un os large.

a. Os longs.

Examiné sur une coupe perpendiculaire à son grand axe, un os long se présente à nous, sous la forme d'un anneau, dont la partie centrale vide représenterait le canal médullaire. Les couches externes, de cet anneau, sont formées de lamelles concentriques parallèles entre elles (sytème de lamelles périphériques); Son bord interne est constitué, aussi, par des lamelles concentriques au canal médullaire. Celles-ci sont dites continues et imbriquées (système peri medullaire) Entre ces deux systèmes de lamelles, on trouve des systèmes de lamelles ayant pour centre de très-petits anneaux, qui réprésentent la coupe de canaux dont est creusé l'os. (systèmes de Havers) Ces systèmes de Havers laissent, entre eux, des espaces dont la forme varie. Ces espaces sont comblés par des lamelles concentriques, mais ne formant pas des cercles complets. (sys. intermédiaires)

A quelque système qu'elles appartiennent ces lamelles sont creusées de cavités qui ont reçu le nom d'ostéoplastes.

1. Canaux de Havers. Les canaux, qui constituent les centres des systèmes de Havers, sont parallèles au grand axe de l'os. Ils présentent des anas-

tomoses transversales ou obliques à ce grand axe. Ils renferment un capillaire, et dans le jeune âge des éléments du tissu conjonctif et de la moelle. Leur diamètre varie de 0mm 11 à 0mm 12. Les aréoles du tissu spongieux représentent des ca-

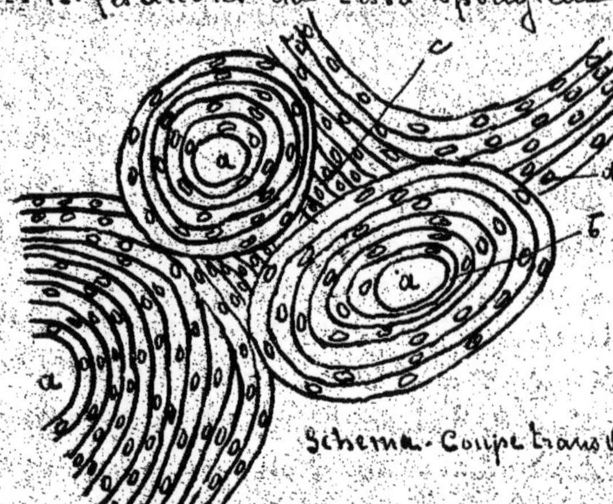

Schéma. Coupe transversale d'un os long

naux de Havers très-dilatés.

    2° Ostéoplastes: Les ostéo-plastes représentent des cavités elliptiques, allongées parallèle-ment aux lamelles et aplaties perpendiculairement à elles. Ces cavités émettent une foule de prolongements (canalicules osseux) Ces canalicules s'anastomosent entre eux, et présentent une dis-position qui varie suivant qu'on

les considère à la périphérie d'un système de Havers ou à son centre. Au centre ils s'ou-vrent dans le Canal de Havers; à la périphérie, quelques uns s'anastomosent avec ceux des systèmes voisins; mais la grande majorité, après avoir pénétré jusqu'à la face externe de la lamelle périphérique, s'infléchit en anse, revient sur elle-même, et s'anastomose avec les cana-licules du même système (canalicules récurrents)

    3. Fibres de Scharpey: Dans le système de lamelles périphériques, et dans les systèmes de lamelles intermé-diaires, on trouve des fibres qui représentent des faisceaux connectifs du périoste ossifiés.

4° Lamelles osseuses: Les lamelles osseuses sont constituées par une combinaison définie d'osséine (33 p %) et de sels calcaires. La variation de composition du tissu osseux, avec les âges, est due à la multiplication ou à la diminution des parties molles (vaisseaux)

5° Cellule osseuse: D'après Virchow la cellule osseuse serait formée d'un corps cellulaire présentant des prolongements. Pour isoler cette cellule, cet anatomiste traitait les os frais par l'acide chlorhydrique et les dissociait ensuite. Le procédé de Virchow appliqué aux os secs permet d'obtenir ce même corpuscule étoilé et nous prouve aussi, que cette prétendue cellule n'est que la cuticule de la véritable cellule osseuse. D'après M. Ranvier, la véritable cellule osseuse est réduite à une lame de protoplasma qui tapisse l'ostéoplaste. Cette lame est pourvue d'un noyau et ne présente pas de prolongements.

6. Os courts et os ~~larges~~ Plats

Les os courts sont formés, comme on le sait, par des lames osseuses circonscrivant des cavités. Ces lames ont une épaisseur variable: les plus épaisses renferment des systèmes de Havers complets; les plus minces sont constituées par des lamelles osseuses parallèles à leur surface. Les os plats sont entièrement formés de lamelles parallèles à leur surface.

Moelle des os.

La moelle se présente sous des aspects qui varient avec l'âge de l'animal. On peut en décrire trois variétés: la moelle rouge; la moelle jaune et la moelle gélatiniforme. La moelle rouge abonde en médullocelles et globules rouges du sang, la moelle jaune présente un très-grand nombre de vésicules adipeuses; la moelle grise ou gélatiniforme est principalement riche en éléments conjonctifs. Chez le fœtus, on trouve de la moelle rouge dans presque tous les os; par contre on ne la retrouve, chez l'adulte, que dans les corps vertébraux. Dans tous les autres elle a été remplacée par la moelle jaune. La moelle

grise existe dans les os du crâne et dans les os de la face pendant leur développement.

Structure:

La moelle est formé d'un stroma conjonctif délicat renfermant dans ses mailles, des éléments cellulaires. (medullocelles,
cellules à noyaux bourgeonnants, myéloplaxes)

1º Médullocelles: Les éléments, que Robin décrit sous le
nom de médullocelles, ne diffèrent en rien des globules blancs
du sang ou de la lymphe (voyez sang)

2º Cellules à noyaux bourgeonnants: Décrites par
Bizzozero, ces cellules diffèrent des précédentes, en ce qu'elles
sont généralement plus grandes et ne pré-
sentent pas de mouvements amiboïdes.
Leur noyau (N) visible sans faire usage
de réactif, présente des formes bizarres.

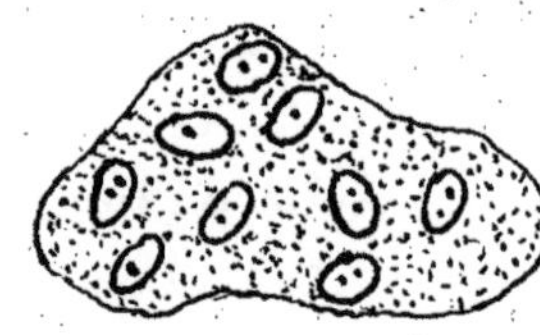

Quelquefois, il semble formé de plusieurs noyaux reliés entre
eux par une substance analogue à celle qui les constitue;
d'autres fois, il ressemble à un noyau qui aurait bourgeon-
né.

3º Myéloplaxes: Ces cellules ont la forme de
plaques de protoplasma. Elles sont
finement granuleuses et possèdent
un nombre de noyaux, souvent très
considérable. Leur diamètre varie.

Périoste.

Le périoste est une membrane fibro-vasculaire qui
recouvre les os. Il fait défaut au niveau des cartilages d'encroutement et aux points d'insertion des ligaments et des
tendons.

Structure:

Il est formé de faisceaux connectifs et de fibres élastiques. La disposition de ces éléments y fait distinguer deux
couches:

1º une couche externe: formée de gros faisceaux connectifs parallèles à l'axe de l'os et d'un réseau élastique à
mailles très-larges. Cette couche renferme des vaisseaux

relativement assez volumineuse mais peu nombreuse.

2° Une couche interne: Constituée par des faisceaux connectifs moins volumineux, présentant à leur surface comme ceux de la couche précédente, des cellules connectives. Le réseau élastique est plus serré, les vaisseaux plus nombreux et plus fins. De la face profonde de la couche interne, partent des faisceaux connectifs, qui pénètrent dans l'os et assurent l'adhérence du périoste. Chez le fœtus elle présente, au contact de l'os une couche de cellules.

Vaisseaux des os.

Les os reçoivent des vaisseaux de trois sources différentes: L'artère nourricière pénètre dans l'os par le trou nourricier de la dyaphise. Loin de se distribuer au tissu osseux, elle se rend directement dans la moelle et s'y ramifie. C'est de ce réseau intramédullaire, que viennent de rares capillaires, qui pénètrent le tissu osseux par les canaux de Havers, qui s'ouvrent dans le canal médullaire. L'artère nourricière, est donc plus spécialement destinée à la moelle. Les vaisseaux destinés à l'os viennent du périoste; ils pénètrent le tissu osseux au niveau de la dyaphyse et des épiphyses.

Développement des os.

Les os se développent, soit, aux dépens du cartilage, soit, aux dépens du tissu fibreux.

A. ossification des os précédés de cartilage
Lorsqu'un cartilage doit s'ossifier, des vaisseaux apparaissent au niveau des épiphyses et de la diaphise. Ces vaisseaux se ramifient, parallèlement à l'axe, et donnent à l'os, par les modifications qu'ils déterminent, la physionomie que nous allons décrire: Vers la partie moyenne du cartilage embryonaire on trouve un disque osseux: La partie centrale de ce disque, a la forme de deux triangles opposés par le sommet et dont les bases répondent aux deux bases du disque (RR)

Toute la partie (P) qui sépare ces deux triangles du périchondre, est remplie par une lame osseuse (P'), qui, au niveau des bases des triangles, pénètre dans le cartilage (Encoche d'ossification E). On pourrait

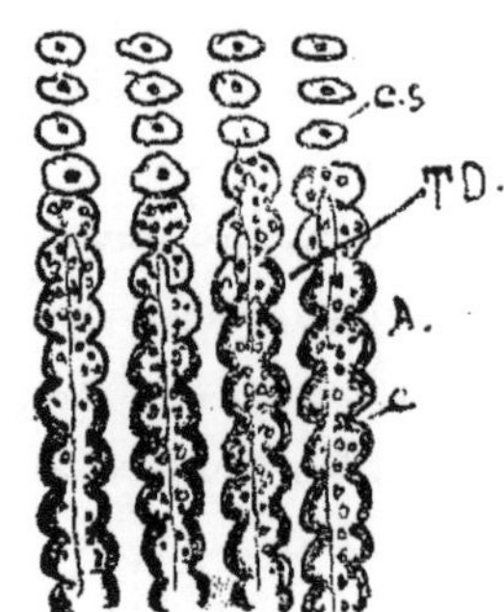

représenter l'os, à cette moment, comme « un sablier placé dans un cylindre osseux » (Ranvier) La lame osseuse et le sablier proviennent de sources différentes: l'une se forme aux dépens du périoste, l'autre aux dépens du cartilage.

a. ossification du cartilage. Si nous partons de l'extrémité de l'os, et si nous examinons le cartilage en allant vers la ligne d'ossification (1) nous voyons les capsules du cartilage, d'abord réunies en petits groupes, s'arranger, à la manière des pièces dans une pile de monnaie. (CS Cartilage sérié) Ces capsules, à mesure que nous nous approchons de l'os, augmentent de volume et s'ouvrent, bientôt, les unes dans les autres. Comme les capsules de deux rangées voisines ne communiquent pas, nous sommes, en présence de cavités longitudinales (C) séparées par des travées de substance fondamentale (TD. Travées directrices) Plus bas, le bord festonné de ces cavités est bordé d'un liseré se colorant en rouge par le carmin. Ce liseré augmente de plus en plus d'épaisseur, et englobe bientôt des cellules, qui étaient primitivement accolées contre les parois de la cavité (B) Les cavités, circonscrites par les travées directrices renferment des capillaires et un grand nombre de cellules embryonnaires.

Nous avons décrit, jusqu'ici, l'aspect que présentent les os en voie d'ossification, évitant toute question théorique et nous bornant à la description. Il nous reste à savoir comment s'est produit le processus qui constitue l'ossification.

(1) La ligne d'ossification est la ligne sinueuse qui sépare le cartilage sérié de l'os embryonnaire.

Sous l'influence de la nutrition, les cellules cartilagineuses prolifèrent partout où elles ont une disposition sériée. Comme toutes les cellules qui se trouvent dans un cartilage ayant subi l'infiltration calcaire (1), elles poursuivent leur multiplication, mais perdent la propriété de produire, autour d'elles, de la substance cartilagineuse.

Les capillaires arrivent alors : se ramifiant parallèlement au grand axe de l'os et destinées du cartilage sérié, ils rongent les parois des capsules, et forment les cavités festonnées dont nous avons parlé. (2)

Il nous reste à faire connaître l'origine des nombreuses cellules qui remplissent les cavités festonnées de l'os embryonnaire. D'après certains histologistes, elles seraient apportées par les vaisseaux et viendraient du périoste. M. Ranvier a démontré que les cellules cartilagineuses, devenues libres par suite de la rupture des capsules, se transformaient en cellules de la moelle.

La substance osseuse se forme sur les parois des cavités festonnées : elle présente des stries perpendiculaires à sa surface. (Ces stries représentent les canalicules osseux.) À mesure qu'elle s'épaissit, elle englobe les cellules médullaires (ostéoblastes) dans des cavités qui, par l'adjonction des canalicules préformés, deviennent étoilées (ostéoplastes). La substance osseuse est probablement une formation périphérique des ostéoblastes.

(1) Le cartilage qui doit s'ossifier subit tout d'abord une infiltration calcaire : Cette infiltration ne persiste pas. On comprend difficilement, la formation de ce tissu transitoire ossiforme, qui précède le véritable tissu osseux.

(2) D'après Lovén, ce seraient les cellules de la moelle qui rongeraient les parois des capsules. Ainsi que le fait remarquer M. Ranvier, la direction unique de la résorption de ces parois fait rejeter cette hypothèse.

7. ossification du périoste: La substance osseuse se dépose autour des fibres du périoste, qui lui servent de travées directrices. Les cellules, qui se trouvent entre ces fibres, sont englobées par le procédé que nous avons décrit. [1]

B. ossification des os précédés de tissu fibreux.

L'ossification des os, précédés de tissu fibreux (Crâne), ne diffère pas de l'ossification périostique. Les faisceaux connectifs servent de travées directrices. Ils sont englobés par la substance osseuse et disparaissent bientôt, au sein de cette substance. Les systèmes de Havers se forment autour des vaisseaux.

C. Accroissement des os longs.

1. Accroissement en longueur: L'accroissement en longueur s'effectue uniquement au niveau des épiphyses. Il résulte de la multiplication des cellules du cartilage sérié.

2° Accroissement en épaisseur: L'accroissement en épaisseur se fait, aux dépens de la couche profonde du périoste.

IX Tissu épithélial.

Le tissu épithélial est exclusivement formé de cellules: Tantôt, ce tissu se répand à la surface des organes et joue un rôle purement protecteur; tantôt il s'enfonce dans les organes sous forme de bourgeons, et alors sa fonction se spécialise. (Epithéliums glandulaires)

A. Epithéliums de revêtement.

Les cellules épithéliales, unies par un ciment, forment, à la surface des organes, des couches continues qui constituent les épithéliums de revêtement. Ces épithé-

[1] Chez l'adulte, l'os enchondral a disparu par résorption. L'os entier se trouve alors constitué par l'os périostique.

-liums n'ont jamais de vaisseaux ; on y trouve quelquefois, mais le cas est rare, des fibres nerveuses (Cornée, terminaisons nerveuses intra-épithéliales de l'épiderme).

Les cellules épithéliales présentent trois formes principales:

1° Les unes sont longues minces et aplaties perpendiculairement à la surface qu'elles recouvrent. Ces cellules portent le nom de cellules pavimenteuses (A)

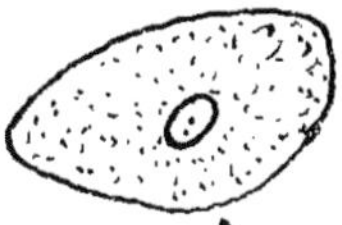

2° Les autres sont allongées, aplaties latéralement les unes contre les autres. (Cellules cylindriques et cubiques). Cellules cylindriques de l'intestin B.

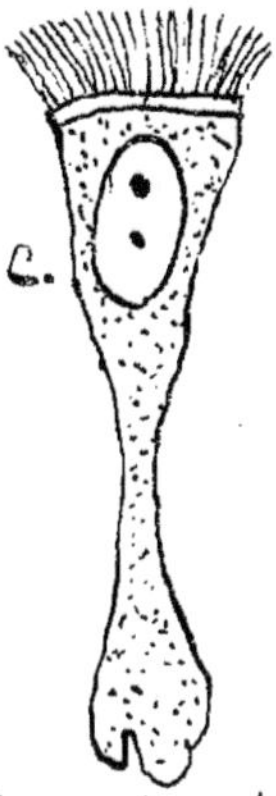

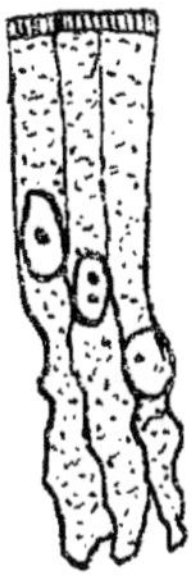

3° Enfin on trouve des cellules qui ne diffèrent de ces dernières que par la présence, à leur extrémité libre, de filaments protoplasmatiques (cellules vibratiles (C)

Ces trois formes de cellules correspondent à trois variétés du tissu épithélial. (Epi. pavimenteux ; Epi. cylindrique ; épi. vibratiles). Ces épithéliums présentent tantôt une seule rangée de cellules, (Epithéliums simples), tantôt plusieurs rangées (Epi. stratifiés) Dans ce dernier cas l'épithélium tire son nom de la couche la plus superficielle.

Classification des épithéliums de revêtement.

Epithéliums à ...... { Cellules plates ...... Epi. pavimenteux } simple ou stratifié
{ Cel. cylindriques .... Cylindrique }
{ Cel. vibratiles ...... Vibratile }

A. Epithélium pavimenteux.

1. Epithélium pavimenteux simple:

Il présente une seule couche de cellules unies par un ciment. Les bords des cellules sont tantôt rectilignes (Vaisseaux & séreuses) tantôt déchiquetés et sinueux (lymphatiques) L'épithélium pavimenteux simple recouvre les séreuses les vaisseaux sanguins

sanguins et lymphatiques et porte encore le nom d'Endothélium (1)

2. Épithélium pavimenteux stratifié: L'épithélium
pavimenteux stratifié est très répandu dans l'organis-
me. Les assises profondes sont constituées par des cellules plus ou moins déformées par pression réciproque
Les unes sont polyédriques et présentent l'empreinte des
cellules voisines, les autres sont allongées et présentent
une extrémité profonde effilée ou terminée par un renflement. Les cellules de la couche superficielle se comportent de trois manières différentes:

a. Certaines cellules des couches profondes présentent, dans leur intérieur, une matière se colorant vivement par le carmin (éléidine): Dans ce cas les cellules
de la couche superficielle présentent une membrane
enveloppe et ne possèdent pas de noyau; leur protoplasma s'est transformé en graisse (Kératinisation
épidermique) Elles tombent bientôt, et sont remplacées par les cellules sous-jacentes qui ont subi la même évolution.

b. Dans un second cas, on trouve, à l'intérieur
des cellules profondes, une matière brune. (matière
onichogène) les cellules dif superficielles diffèrent des
précédentes en ce qu'elles possèdent un noyau (Kératinisation unguéale)

c. Enfin, dans certains épithéliums pavimenteux stratifiés, on ne trouve ni éléidine ni matière
onichogène. Les cellules superficielles deviennent alors
lamelleuses sans avoir subi de Kératinisation. (2)

(1) Cette dénomination provient de la classification blasto-
dermique des épithéliums. Aux trois feuillets du blastoderme
correspondraient trois groupes d'épithéliums.
1. Ectoderme: Épi intestin ol (de la bouche au cardia) épi pulmonaire, Épiderme.
2. Mésoderme: Séreuses et Vaisseaux.
3. endoderme: Tube digestif (ou cardia à l'anus)

(2) On trouve, dans les papilles de la langue du chat
un exemple de Kératinisation double. L'épithélium de l'une
des faces des papilles, renferme de l'éléidine et subit la Kératinisation épidermique; l'épithélium de la face opposée

Parmi les épithéliums, pavimenteux stratifiés, nous citerons: l'épithélium buccal, l'épithélium vésical; l'épiderme. Les divers épithéliums seront décrits avec les organes auxquels ils appartiennent.

B. Epithéliums cylindriques.

1° Epithélium cylindrique simple:

On trouve un épithélium cylindrique simple dans tout le tube intestinal, depuis le cardia jusqu'à l'anus. (voyez intestin)

2° Epithélium cylindrique stratifié:

Les cellules des couches profondes ressemblent aux cellules des couches correspondantes de certains épithéliums pavimenteux stratifiés (voyez épithélium vésical) L'épithélium cylindrique stratifié constitue le revêtement de la portion olfactive de la pituitaire et de certains conduits glandulaires.

C. Epithéliums vibratiles:

1. Epithélium vibratile simple:

L'épithélium vibratile simple forme le revêtement des petites bronches, du canal de l'épendyme; des trompes etc... Les cellules qui le constituent, présentent une extrémité profonde effilée, et une extrémité périphérique pourvue d'une sorte de cuticule (Plateau P) d'où partent des cils (C) qui semblent se continuer avec le protoplasma cellulaire. Ce dernier est granuleux et présente, à son centre, un noyau ovalaire, à grand axe parallèle à celui de la cellule. Pendant la vie, les cils vibratiles, sont doués de mouvements rythmiques. Les mouvements sont affaiblis par le froid et les acides; ils sont activés

renferme de la matière onychogène et subit la kératinisation unguéale.

L'épithélium de certaines papilles caliciformes renferme, chez l'homme, de l'éléidine. Il ne s'y produit pas cependant de couche cornée. Cela résulte de ce que le mucus buccal entraîne les cellules avant qu'elles aient pu arriver au terme de leur évolution.

par la chaleur et les alcalis. Après la mort, ils persistent pendant un temps relativement long.

2° Épithélium vibratile stratifié:

Les cellules des couches profondes ressemblent aux cellules correspondantes des autres épithéliums stratifiés. Seule, la rangée superficielle possède des cils (trachée, grosses bronches etc..)

B. Épithéliums glandulaires.

Les glandes sont des masses épithéliales spécialisées dans le but d'extraire du sang, un produit, qui est versé sur les surfaces tégumentaires. [1]

Avec M. Renaut [2], nous diviserons les glandes en deux grandes catégories, suivant que les vaisseaux pénètrent leur épithélium (Glandes conglobées) ou en restent séparés par une membrane propre (Glandes en cul de sac)

1. Glandes en cul de sac

Les glandes en cul de sac sont formées d'une paroi propre, d'un épithélium, de vaisseaux et de nerfs.

a. Épithélium:

L'épithélium glandulaire forme une ou plusieurs couches, immédiatement appliquées contre la paroi propre. Les cellules, qui le constituent diffèrent morphologiquement et chimiquement: tantôt elles sont granuleuses et petites, tantôt elles sont claires et d'un volume plus considérable. Leur composition chimique varie avec la nature de la glande.

La sécrétion s'opère par deux procédés distincts.

1° Dans un premier cas, l'élément laisse simplement transsuder son produit de sécrétion, c'est le cas le plus fréquent.

2° Dans un second cas, beaucoup plus rare, l'épithélium

[1] Sous le nom impropre de Glandes Closes, les anciens anatomistes, décrivaient des organes qui n'ont aucun rapport avec les épi. glandul. Ces organes (Follicules clos, ganglions lymphat. etc) seront décrits avec le système lymphatique.

[2] Renaut (archives de physiologie mai 1881)

s'a rempli de son propre produit, devient vésiculeux, et se trouve repoussé vers la cavité centrale de la glande, par les éléments qui se forment dans la couche la plus voisine de la membrane propre. Devenu libre il est expulsé, au dehors, avec le liquide provenant de la rupture des cellules trop gonflées.

b. Paroi propre:

La paroi propre se présente, à nous, sous l'aspect d'une membrane hyaline. Elle a pu cependant être décomposée en cellules plates.

c. Vaisseaux et Nerfs:

Les Vaisseaux se ramifient dans le tissu conjonctif qui entoure la membrane propre. Les nerfs, très-nombreux proviennent du système Ganglionnaire (Vaisseaux) et du système spinal. On ne connait pas les rapports de ces derniers avec l'épithélium glandulaire.

Telle est la structure de la partie secrétante des glandes en Cul de sac. la partie excrétante de ces glandes n'en diffère que par son épithélium. Celui-ci est représenté par l'épithélium de revêtement de la muqueuse dans laquelle se trouve placée la glande.

Classification des Glandes en Cul-de-sac

Les glandes en cul-de-sac prennent la forme de tubes (Glandes tubuleuses) ou de Grains plus ou moins arrondis (Glandes acineuses) Ces glandes peuvent être, simples ou composées, c'est-à-dire, formées d'un ou de plusieurs éléments constituants (Tubes ou Acini) nous aurons ainsi le tableau suivant:

Glandes en cul de sac

a. Tubuleuses.............. { Simples (Lieberkuhn)
                          { composées (Ecoticu)

b. Acineuses.............. { 1. Simples (charbo-
                          { nnuis)
                          { 2. Composées ou en
                          { grappe (Salivaires)

2. Glandes Conglobées.

La seconde, grande division des glandes, comprend les glandes dans lesquelles, l'élément vasculaire est en contact direct avec l'épithélium (Foie Rein etc) Pour la description de ces glandes, voyez l'appareil auquel elles appartiennent.

X Tissu musculaire:

Nous diviserons le tissu musculaire, d'après son mode de contraction, en:

1° Muscles à contraction rapide

2° Muscles à contraction lente.

Les muscles, à contraction rapide, à la vie de relation et à la vie de nutrition (Cœur); les muscles, à contraction lente appartiennent tous, chez l'homme, à la vie organique.

A. Tissu musculaire à contraction rapide:

Structure:

Si nous dissocions un fragment de muscle convenablement traité, nous parviendrons à le diviser en faisceaux primitifs. Ces faisceaux sont formés: d'une membrane - enveloppe, (sarcolemme); de noyaux sousjacents à cette enveloppe et d'un contenu, présentant une striation longitudinale et transversale.

1° Sarcolemme: L'enveloppe du faisceau primitif est une membrane amorphe, tellement mince et transparente qu'il est impossible de la voir si l'on ne fait usage d'artifices de préparation. Essentiellement élastique, C'est elle qui communique cette propriété aux faisceaux primitifs.

2° Noyaux: Chez les mammifères, ils sont situés sous le sarcolemme, chez l'homme. Ils sont aplatis avec un ou plusieurs nucléoles et sont entourés d'une zone de protoplasma granuleux. Chez la grenouille, on en trouve, dans l'intérieur même du faisceau primitif.

3° Substance musculaire: La substance contenue

dans l'intérieur du faisceau primitif, présente une double striation: l'une dirigée dans le sens longitudinal l'autre dans le sens transversal. La première divise le faisceau primitif en fibrilles, la seconde divise les fibrilles, comme nous le verrons plus loin, en éléments contractiles primordiaux.

a. Fibrille musculaire:

La striation transversale de la fibrille est produite par une série de bandes alternativement claires et obscures. Les bandes obscures sont

a. disque épais
ab. disque mince.
bc. Strie intermédiaire
d. Espace clair

à peu près aussi longues que larges, (disques épais); les bandes claires sont traversées, en leur milieu, par une strie ayant les caractères de la bande obscure (disque mince) Ainsi, dans une fibrille, nous trouvons alternativement: un disque large, une bande claire; un disque mince une bande claire, un disque large etc... Les disques épais (larges) n'ont pas les mêmes caractères chimiques que les espaces clairs: Ceux-ci ne se colorent pas par les réactifs. Il entre donc, dans la structure de la fibrille musculaire, deux substances chimiques différentes. Si nous examinons, plus attentivement les disques épais d'une fibrille très-tendue, nous remarquerons, en son milieu, une bande présentant les caractères optiques des espaces clairs. Cette bande (Strie intermédiaire de Hensen C) n'apparaît que sur des fibrilles très-tendues et fixées dans l'extension. Cela tient à ce que, la substance du disque épais tendue à laissé un vide en son milieu; Si on la fixe, en ce moment, elle ne peut plus revenir sur elle même et combler l'espace laissé libre.

b. Éléments contractiles primordiaux:

Si, au lieu d'employer les réactifs qui le dissocient en fibrilles, nous traitons le faisceau primitif par le suc gastrique, l'acide chlorhydrique, il se divisera en une série de disques. (Disques de Bowman D) Cette séparation s'effectue, aussi, par congélation et, sans faire usage de réactifs, sur les fetus qui ont macéré dans l'utérus.

« Nous venons de voir que le faisceau primitif se dis-
« sociait, soit en fibrilles, soit en disques: il faut en conclure,
« avec Bowman, qu'il n'est formé, ni par des fibrilles, ni
« par des disques, mais bien par des particules limitées par
« des plans transversaux et verticaux. (sarcous éléments)
« Ces particules seraient les éléments contractiles pri—
« mordiaux. Ainsi, d'après cette théorie, une fibrille se-
« rait formée par une série de sarcous éléments unis
« bout à bout dans le sens longitudinal, et un disque
« serait formé par une seule concise de ces éléments dis-
« posés dans le sens transversal » (Ranvier. Traité technique)

Texture:

Nous étudierons les rapports des éléments musculaires, entre eux, avec les tendons avec les vaisseaux, avec les Nerfs.

1° Rapports des éléments musculaires entre eux:

Par un groupement successif, les fibrilles musculaires forment: des cylindres primi-tifs, des faisceaux primitifs, secondaires et tertiaires.

a. Cylindres primitifs:

Les fibrilles musculaires s'ar-rangent par petits groupes (cylindres primitifs) que sé-parent des fentes comblées par une substance cimen-tante moins réfringente que la substance musculaire. Ces fentes présentent des noyaux, chez la Grenouille. Dans ces cylindres primi-

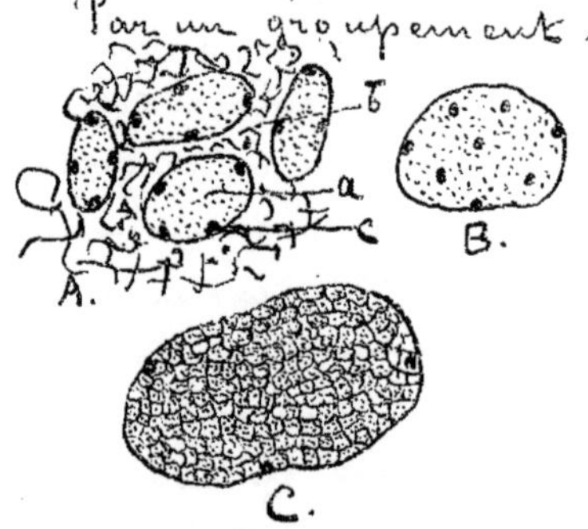

A. Muscle de mammifère.
a. coupe du faisceau primitif
c. noyaux au dessous du sarcolemme.
b. tissu conjonctif lactis.
B. Faisceau primitif de la grenouille, avec les noyaux dispersés dans son intérieur.
C. Champs de Conheim.

tifs, les fibrilles sont unies, entre elles, au niveau des dis-ques minces. Les disques épais sont séparés par des espaces que pourra combler le plasma musculaire, lors de la Contraction. Sur une coupe perpendiculaire les faisceaux primitifs se présentent sous la forme de polygones irréguliers (Champs de Conheim)

b. Faisceaux primitifs: Les faisceaux primitifs,

qui ont la forme de fuseaux allongés, constituent, en s'engrenant, les faisceaux primitifs. Chaque faisceau primitif est contenu, comme nous l'avons vu dans une membrane enveloppe (sarcolemme) Les faisceaux primitifs, séparés par du tissu conjonctif lâche, forment des faisceaux secondaires. Ceux-ci, par leur réunion, donnent naissance aux faisceaux tertiaires des muscles.

2° Rapports des faisceaux musculaires avec les tendons

Chaque faisceau primitif présente une extrémité libre qui est reçue dans la cupule d'un petit tendon. Cette extrémité est recouverte par le sarcolemme qui adhère, beaucoup plus fortement, au tendon qu'au faisceau primitif.

3° Rapports avec les vaisseaux:

Les capillaires forment des mailles rectangulaires autour des faisceaux primitifs. Les branches longues sont flexueuses, les branches courtes, sont souvent variqueuses ainsi que les veines. Cette disposition est nécessitée par la fonction musculaire. Dans un muscle, tout le temps que la contraction dure, la circulation s'arrête. L'oxygène nécessaire au travail musculaire, est fourni par le sang qui se trouve, en réserve, dans les mailles des capillaires.

4° Rapports avec les nerfs:

Avant de pénétrer sous le sarcolemme, le tube nerveux perd son enveloppe médullaire. Le cylindre axe pénètre sous le sarcolemme, et se divise en un pinceau de fibrilles qui se perdent dans une plaque granuleuse se présentant des noyaux (Plaque motrice) La plaque motrice est ovalaire.

Mécanisme de la contraction musculaire:

Un grand nombre de théories ont été émises sur le mécanisme de la contraction musculaire: Brücke, Krause, Merkel, Rouget ont donné chacun une théorie nouvelle de la striation musculaire et ont fait correspondre, à ces théories, une nouvelle notion de la contraction.

Brücke admet que les disques épais et les disques minces, sont formés d'une multitude de petits grains, juxtaposés et superposés. Lorsque le muscle est au repos, ces grains, qu'il appelle Disdiaclastes, se présentent de file; lorsque le muscle se contracte ils changent d'ordre et se présentent de front. Ainsi le muscle se raccourcit et s'épaissit. Cette théorie est ingénieuse, mais elle est sans fondement.

Krause regarde les disques minces comme des cloisons: L'espace, compris entre deux disques minces, formerait une boîte ou case musculaire remplie d'un liquide, au sein duquel flotterait le disque épais. (Prisme musculaire) à l'état de repos, le liquide serait accumulé aux deux extrémités du prisme, pendant la contraction il passerait sur ses côtés.

Engelmann pense, comme Krause, que la contraction résulte de la disparition du liquide des espaces clairs; mais tandis que pour Krause, le prisme musculaire est un élément entièrement passif; pour Engelmann c'est ce prisme qui absorbe le liquide.

Merckel dédouble la case musculaire de Krause. Pour lui la strie intermédiaire de Hensen serait aussi une cloison. La case musculaire de Krause, correspondrait à deux cases plus petites. La théorie de Merckel est connue sous le nom de « théorie de l'inversion ». La matière contenue dans la case serait épaisse, mais mobile: À l'état de repos cette matière serait accumulée de chaque côté de la strie intermédiaire; à l'état de contraction, elle s'éloignerait de la strie intermédiaire, pour se porter vers les disques minces. Ce transport n'explique aucunement la contraction.

Rouget donne une singulière théorie de la contraction: il compare la fibrille musculaire au pédicule contractile des Vorticelles et déclare « qu'elle est un vrai ressort en spirale, qui, activement distendu pendant l'état de repos du muscle, revient passivement sur lui-même au moment de la contraction »

Ainsi, ce que nous considérions comme l'état actif du muscle ne serait qu'un état de repos : le muscle ne serait véritablement actif que lorsqu'il est dans son entier allongement. Qu'une cause quelconque (irritation mécanique, influx nerveux, électricité) intervienne, la force qui maintenait le muscle allongé, est momentanément supprimée, il se contracte c'est-à-dire vient à l'état de repos. Nous ne nous étendrons pas plus longuement sur cette façon singulière de considérer l'état de repos et l'état actif. L'examen histologique démontre que la fibrille musculaire n'est pas un ressort en spirale ; d'ailleurs cette théorie tombe devant le fait que les fibres-cellules sont contractiles.

Les théories, si diverses, que nous venons d'examiner, reposent soit sur des hypothèses sans fondement, soit sur des observations histologiques erronées, faites avec l'idée préconçue que l'on devait trouver, dans la striation du muscle, la raison de la contraction.

Si l'on avait seulement remarqué, que certains éléments purement cellulaires, sont contractiles, on n'aurait pas cherché à attribuer une propriété générale de la matière organisée à une structure destinée, seulement, à modifier cette propriété. La contractilité musculaire n'est que la contractilité du protoplasma s'exerçant dans un sens déterminé.

Lorsque la contractilité des disques épais est mise en jeu, ils tendent à prendre la forme globuleuse. Or, comme ils sont primitivement allongés dans le sens des fibrilles, cette modification tend déjà à raccourcir le muscle. Nous comprendrons que le raccourcissement puisse être considérable, si nous remarquons que le disque épais, en se contractant, expulse du plasma qui se porte sur ses côtés. (Accroissement du muscle en épaisseur). Quant aux disques minces et aux bandes claires, ils constituent de petits tendons qui maintiennent rapprochés les éléments contractiles.

La contractilité musculaire, n'est que la ma

nifestation d'une propriété de la matière vivante: Ce qu'il y a de particulier, dans le muscle strié, c'est la petitesse de l'élément contractile par rapport aux faisceaux qu'il s'agit de racourcir. Cette petitesse, permettant des échanges plus rapides, est donc en rapport avec la rapidité de la contraction. « Ce qu'il faut chercher dans la striation, ce n'est donc pas la contractilité, mais la rapidité de la contraction » (Ranvier) [1]

B. Tissu musculaire à contraction lente.

Structure :

L'élément caractéristique de ce tissu est la cellule musculaire lisse. La forme de cette cellule est variable : il en est de fusiformes, de rubanées. Certaines présentent des plans et des crêtes par suite de la pression réciproque. (Cellules prismatiques. Par un examen minutieux, il est facile de s'assurer que la cellule musculaire est constituée par un faisceau de fibrilles très minces, qui n'ont pas de membrane enveloppe. À peu près, au milieu de sa longueur, la cellule présente un noyau, allongé suivant son axe. Aux deux extrémités de ce noyau se trouve du protoplasma granuleux. Ce noyau, ordinairement plus rapproché d'un bord de la cellule que de l'autre, présente deux nucléoles, et se rétracte, en zig-zag, sous l'action de l'acide acétique.

Texture :

Sur une coupe perpendiculaire à l'axe, on voit que le protoplasma périnucléaire envoie, vers la périphérie de la cellule, des prolongements qui circonscrivent des des pinceaux de fibrilles. Ces faisceaux fibrillaires ont été considérés, par M. Ranvier, comme représentant les cylindres primitifs du tissu musculaire lisse. Les cel-

[1] Ces notes sur le tissu musculaire, ont été empruntées aux « Leçons sur le système musculaire » de M. Ranvier

lules musculaires, véritables faisceaux primitifs, s'engrènent entre elles et sont unies par un ciment. —

Les capillaires forment, autour des cellules musculaires lisses, des mailles rectangulaires analogues à celles que nous avons décrites en parlant du faisceau primitif strié.

XI Système nerveux.

A. Tissu nerveux périphérique

Les nerfs de l'homme sont formés de deux espèces de fibres nerveuses : les unes présentent, à leur surface, une couche d'une substance offrant les caractères optiques de la graisse et ont reçu le nom de fibres à myéline; les autres, sont réduites à leur élément essentiel; on les appelle des fibres sans myéline ou de Remak.

I. Fibres à myéline (tubes nerveux)

Nous devons distinguer, dans la fibre à myéline, une partie centrale, d'origine nerveuse, (cylindre-axe) et une partie périphérique, qui renferme cette dernière à la manière d'un manchon et constitue un élément protecteur.

1° Cylindre-axe (A.C.)

Le cylindre-axe a la forme d'un cylindre légèrement aplati et de diamètre très variable. Il est strié parallèlement à son axe, ce qui donne à penser qu'il est formé de fibrilles unies par une substance cimentante. Le nitrate d'argent produit, à sa surface, des stries transversales, qui sont connues sous le nom de Stries de Frommann (B) Il se continue, sans interruption, de la cellule nerveuse à la périphérie. Il peut se diviser par écartement de ses fibrilles.

2° Partie périphérique:

Ainsi que l'a démontré M. Ranvier, le manchon protecteur qui entoure le cylindre-axe est constitué par une série d'éléments cellulaires, unis bout à bout. Chaque élément est séparé de celui qui le précède

C. Schéma représentant la coupe d'un tube nerveux: S. Membrane de Schwan. P.P. Protoplasma. M. Gaine de Mauthner. C. Cylindre-axe.

D. Schéma pour montrer la formation du renflement biconique. ER. Étranglement de Ranvier. RB. Renflement biconique. P. Protoplasma périphérique. GM. Protoplasma péri-axile ou Gaine de Mauthner. M. Myéline. IO. Incisures obliques. N. Noyaux. (Les proportions n'ont pas été gardées)

E. (D'après Ranvier) Le renflement biconique, sous l'influence de la dissociation, s'est séparé de l'étranglement.

ou qui le suit par un étranglement. (Étranglement de Ranvier. ER) On donne a ces éléments le nom de segments inter-annulaires (SI. Fig.A)

La structure des segments inter-annulaires est assez compliquée? On trouve, de dehors en dedans:
a. une membrane enveloppe (Membrane de Schwan)
b. une lame de protoplasma granuleux avec un noyau.
c. une substance ayant les caractères optiques de la graisse. (Myéline)
d. Une deuxième lame de protoplasma immédiatement en contact avec le cylindre-axe. et ne possédant pas de noyau (Gaine de Mauthner)

a. Membrane de Schwan: (S) Elle est transparente hyaline et n'apparait que lorsque les tubes nerveux ont été vidés de leur contenu. Sa forme est celle d'un cylindre creux; mais, au niveau du point d'union de deux segments inter-annulaires, elle s'étrangle légèrement et se soude à la membrane correspondante du segment interannulaire voisin. À ce point se trouve un ciment qui précipite le nitrate d'argent (ER. Fig. A et D)

b. Lame de protoplasma : (PP Fig D) La lame de protoplasma qui double la membrane de Schwann, est très-mince et granuleuse. Elle présente, vers la partie moyenne du segment interannulaire, un gros noyau ovalaire. (N) Arrivée au niveau de l'étranglement de Ranvier, elle se réfléchit, s'adosse à la lame de protoplasma, également réfléchie, du segment interannulaire voisin, et revenant sur elle même, s'applique contre le cylindraxe et forme la Gaine de Mauthner (GM) De l'adossement du protoplasma réfléchi de deux segments interannulaires voisins, résulte une masse ayant la forme de deux cônes opposés par leur base. (Renflement biconique RB). À ce niveau la myéline fait entièrement défaut. Le renflement biconique est traversé, en son milieu, par le Cylindre-axe.

c. Myéline : (M.Fig.D) La myéline est une substance très-réfringente, demi-liquide et contenant 22 p%de graisse. Grâce à cette particularité, elle prend, sous l'influence de l'acide osmique, une coloration noire caractéristique. Elle s'altère très-rapidement. Sous-l'action de l'eau, elle se gonfle et forme des boules qui s'échappent par l'extrémité coupée des tubes-nerveux. La myéline ne forme pas, dans l'espace qui S.C.L. sépare la Gaine de Mauthner et la lame de protoplasma périphérique, un cylindre continu. Des incisures, parties de la lame de protoplasma périphérique et atteignant, généralement, la gaine de Mauthner, (Incisures obliques IO. Fig F et D.) la divisent en segments (segments cylindro-coniques) qui se recouvrent à la manière des tuiles d'un toit. (SCL) Il est probable que ces incisures sont remplies par des prolongements protoplasmiques, qui unissent la lame de protoplasma périphérique à la Gaine de

Mauthner (on a figuré cette disposition dans le Schéma D)

Les choses étant ainsi comprises, on voit que le segment interannulaire représente une cellule traversée par le cylindre-axe. Cette cellule, pourvue d'une membrane-enveloppe (membrane de Schwan), est constituée par un réticulum de protoplasma dont les mailles, allongées dans le sens de l'axe du tube nerveux, renferment la myéline. Celle-ci, ainsi que la membrane de Schwan, est le produit du protoplasma.

II. Fibres sans myéline (de Remak)

Elles diffèrent des fibres à myéline non seulement par l'absence de myéline et d'étranglements, mais encore, par leur disposition plexiforme. Ces fibres s'anastomosent dans tous les sens et forment un

Fibre de Remak d'après Ranvier

plexus dont les mailles sont allongées parallèlement à l'axe du nerf. Les travées, de ce plexus, sont formées de fibrilles: elles présentent, à leur surface, des noyaux étagés de distance en distance et entourés de protoplasma. Une fibre de Remak peut être constituée par une seule fibrille; dans ce cas, le protoplasma lui forme une enveloppe complète. Lorsque elle est formée formée de plusieurs fibrilles, le protoplasma s'insinue entre ces fibrilles. On trouve des fibres de Remak dans tous les nerfs: Ceux de la vie organique en sont, presque uniquement, formés.

Texture des Nerfs.

Les tubes nerveux, entourés de tissu conjonctif (tissu conjonctif intrafasciculaire) se groupent en faisceaux de grosseur variable. Ces fais-

-ceaux sont enveloppés d'une gaine entrevue par Henle [1] et décrite, recemment par M. Ranvier [gaine lamelleuse]. Unis par du tissu conjonctif lâche, [tissu interfasciculaire] Ces faisceaux forment les gros troncs nerveux. (2)

    a. Gaines lamelleuses : [tissu conjonctif perifasciculaire, Périnèvre) Les gaines lamelleuses des faisceaux nerv-

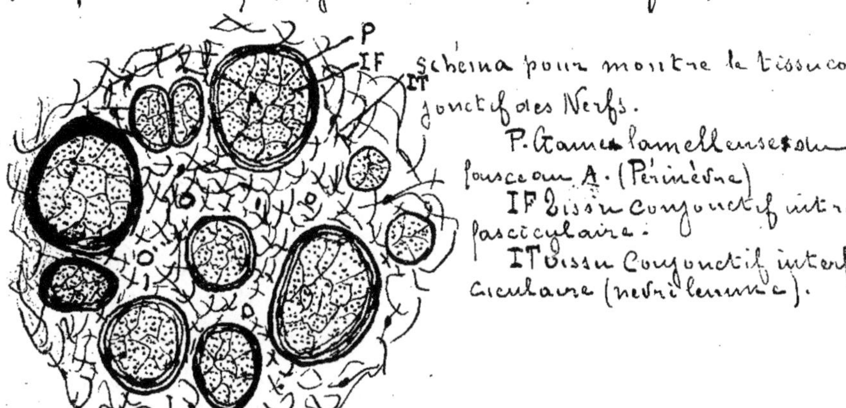

-veux sont de nature Conjonctive : Chaque gaine est formée de lames tapissées, à leur face interne d'une couche Continue de cellules endothéliales. Le nombre des lames varie avec la Grosseur des faisceaux nerveux : dans les petits faisceaux nerveux, qui sont souvent réduits à un seul tube, on trouve une seule lame tapissée de son endothélium. Les lames ne représentent pas des tubes emboités les uns dans les autres ; elles s'infléchissent s'anastomosent et font, de la gaine lamelleuse d'un faisceau, un tout Continu. La gaine lamelleuse se divise avec le faisceau nerveux et suit toutes ses ramifications.

    Chaque lame est constituée par un treillis de faisceaux Connectifs aplatis, et d'autant plus serrés, Que la lame est plus interne. à ces faisceaux, se trouvent associés, une substance unissante analogue à celle du mésen-

[1] Henle avait décrit, depuis longtemps, les gaines minces et simples qui entourent les nerfs les plus fins (Anatomie Générale 1843) lorsque en 1854, Ch. Robin, n'ajoutant rien à la description de Henle, s'attribua leur découverte et leur donna le nom de périnèvre.

[2] Le tissu conjonctif interfasciculaire porte encore le nom de névrilemme.

tère, et des éléments élastiques en forme de grains, de lames ou de fibres.

B. Tissu Conjonctif intrafasciculaire: Nous trouvons, dans l'intérieur du faisceau nerveux, deux espèces de tissu conjonctif.

1º Des prolongements que la gaine lamelleuse envoit entre les tubes nerveux. Ces prolongements ont la même structure que la gaine; ils supportent les vaisseaux.

2º Du tissu conjonctif lâche très-délicat, formé exclusivement de faisceaux et de cellules connectives. Jamais, on ne trouve, dans les faisceaux nerveux, une production élastique quelconque.

C. Tissu Conjonctif interfasciculaire (névrilemme)
Le tissu conjonctif interfasciculaire diffère, seulement, du tissu conjonctif lâche par la direction des faisceaux connectifs. Ceux-ci ont une direction générale parallèle à l'axe du nerf. Le tissu conjonctif interfasciculaire renferme des vésicules adipeuses.

D. Vaisseaux: Les nerfs les plus fins ne possèdent pas de vaisseaux. Dans les nerfs, d'un certain volume, les artères, après s'être ramifiées dans le tissu conjonctif interfasciculaire, traversent les gaines lamelleuses et pénètrent dans les faisceaux nerveux. Là, elles forment un réseau à mailles allongées parallèlement aux tubes nerveux.

B. Tissu nerveux des Centres.

I. Moelle épinière.

La moelle est formée par une colonne grise centrale entourée de substance blanche.

Substance blanche

Disposition générale: (1)

La moelle est divisée en deux moitiés latérales, par deux sillons, dont l'un est antérieur et l'autre postérieur. Chaque moitié latérale présente trois autres sillons: Deux de ces sil-

(1) La topographie des cordons est basée sur la physiologie et l'anatomie pathologique.

lons sont formés par une ligne qui unirait les racines rachidiennes. Ils sont distingués en antérieur et postérieur
suivant qu'ils répondent, à la ligne des racines antérieures
ou à celle des racines postérieures. (Sillons Collatéraux)
Le 3e sillon n'existe qu'à la région cervicale et divise le
Cordon postérieur en deux faisceaux (Voyez plus loin)

    Ces divers sillons divisent la moelle en trois faisceaux

1° un Cordon antérieur, limité par le sillon collatéral [médian]
antérieur et en arrière par le sillon collatéral antérieur.

2° un cordon latéral limité, en avant par le sillon Collatéral antérieur, en arrière par le sillon collatéral postérieur
(Ces deux Cordons sont décrits, habituellement, sous le nom
de Cordon antéro-latéral.)

3° un Cordon postérieur qui, limité, en avant, par le sillon collatéral postérieur, arrive, en arrière, au sillon médian postérieur.

1° Cordon antéro-latéral.

On trouve, dans ce Cordon,
allant d'avant en arrière:

a. Faisceau pyramidal
direct: (FPD) Désigné, par
Charcot, sous le nom de fai-
ceau de Türck, le faisceau
pyramidal direct a pour limites: En dedans, le sillon
antérieur (SA) en dehors, une
ligne fictive partant de l'extrémité interne de Cette Corne et aboutissant à ce sillon
Le faisceau n'ait des racines

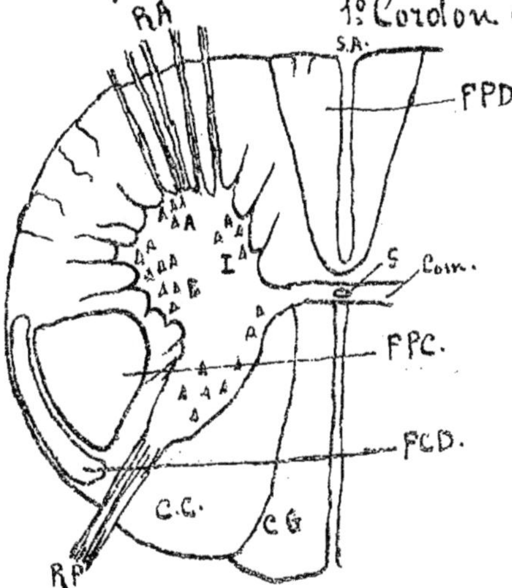

(D'après Klein) A.

térieures, augmente de Volume en s'élevant, et va se terminer sans s'entrecroiser dans la zone motrice de l'hémisphère du même côté.

    b. Faisceau pyramidal Croisé: (FPC) Le faisceau py-
midal Croisé est situé à la partie la plus reculée du Cord[on]
antéro latéral. Il est limité, en avant, par une ligne
transversale, partant du point de réunion des Cornes antérieures avec les postérieures et gagnant la périphéri[e]

de la moelle. Ce faisceau a une forme triangulaire, sa base est dirigée en dehors, mais n'atteint pas la surface de la moelle. Ce faisceau naît des cellules antérieures et s'entrecroise, dans le bulbe, avec celui du côté opposé, pour gagner la zone motrice (Cir. frontale et pariétale ascend.) de l'hémisphère opposé.

C. Faisceau cérébelleux direct. (F.C.D) Entre la base du faisceau pyramidal croisé et la périphérie de la moelle, se trouve une bandelette, à grand axe antéro-postérieur, dépassant les limites de ce faisceau en avant et en arrière.

d. Zone radiculaire antérieure : toute la zone (R.A), située entre le faisceau pyramidal direct en avant, et les faisceaux pyramidal croisé et cérébelleux direct en arrière, porte le nom de zone radiculaire antérieure. Outre les racines antérieures, qui la traversent de dehors en dedans, cette zone comprend des fibres commissurales qui unissent les cellules antérieures des divers étages de la moelle.

2º Cordon postérieur.

Le cordon postérieur se compose de deux faisceaux distingués en interne et externe.

a. Cordon de Goll : l'interne, ainsi que le sillon qui le limite, n'existe que dans la région cervicale (C.C) Il porte le nom de Cordon de Goll, et est formé de fibres commissurales unissant des étages très éloignés de la moelle.

b. Faisceau de Burdach : l'externe porte le nom de faisceau de Burdach ou encore de faisceau cunéiforme (CC) Il est constitué par des fibres venues des racines postérieures.

3º Commissure blanche.

Au fond du sillon antérieur on voit la commissure blanche. Cette commissure est constituée par des fibres unissant les deux moitiés de la moelle.

Structure de la substance blanche :

La substance blanche se compose de fibres nerveuses plon-

44

giés dans du tissu conjonctif très-délicat. (Névroglie)

a. Fibres nerveuses : Les fibres nerveuses ont un diamètre très-variable. Elles possèdent un cylindre-axe et une enveloppe de myéline ; mais la membrane de Schwann fait défaut. La plus grande partie de ces fibres est parallèle à l'axe de la moelle ; il en est cependant, qui sont plus ou moins obliques à cet axe. Les fibres nerveuses, qui constituent la commissure blanche, s'étendent, horizontalement de la substance grise d'une corne antérieure au cordon blanc opposé. Celles qui constituent les racines rachidiennes ont, aussi, une direction oblique.

b. Névroglie : La névroglie est un tissu conjonctif formé, de fibrilles excessivement minces, de cellules, et d'une substance amorphe intercellulaire. La substance gélatineuse de Rolando est, aussi, constituée par un tissu conjonctif très-délicat et dans lequel on trouve peu de fibres élastiques et connectives.

Substance grise.

Configuration générale :

La substance grise forme, dans chaque moitié latérale de la moelle, une longue et épaisse lame légèrement enroulée et présentant une concavité externe. Sur une coupe, cet aspect se traduit sous forme d'un croissant : les deux croissants, des deux moitiés de la moelle, sont unis par la commissure grise. À la partie moyenne de cette commissure, on trouve un canal tapissé d'un épithélium vibratile simple (Canal de l'épendyme) Ce canal se renfle, en haut, pour former le quatrième ventricule et se continue, en bas, dans le filum terminale. Lorsque l'on examine le croissant gris d'une des moitiés de la moelle, on voit que ses extrémités (Cornes antérieures et postérieures) présentent un renflement (tête) et une partie rétrécie (col) La tête des cornes antérieures est renflée, en massue, dans les portions lombaire et cervicale de la moelle ; dans la portion dorsale elle est beaucoup moins volumineuse. La tête des cornes postérieures est effilée ; elle est très rapprochée de la surface de la moelle et est entourée d'une substance mol-

le gélatineuse (substance gélatineuse de Rolando). C'est à la
substance grise, qu'est dû le renflement lombaire ; le renflement cervical est dû à la prédominance de la substance
blanche.

Structure de la substance grise :

La substance grise de la moelle est constituée par, des fibres nerveuses et des cellules ganglionnaires unies par de la
névroglie.

a. Névroglie : La névroglie de la substance grise, diffère de
celle de la substance blanche en ce qu'elle renferme peu de fibrilles et est, presque entièrement constituée, par de la substance
amorphe et des cellules.

b. Tubes nerveux : Les tubes nerveux sont constitués par
le cylindre-axe entouré d'une gaine de myéline.

c. Cellules nerveuses : Les cellules nerveuses ont les formes
les plus variées. Elles présentent un
nombre variable de prolongements (cellules bi-polaires et multipolaires).

Parmi ces prolongements, il en est
un qui ne se ramifie pas, et qui
s'entoure, presque à la sortie de la
cellule, d'une gaine de myéline. C'est
le prolongement cylindre-axile de
Deiters (PD). Le protoplasma des cel-

lules nerveuses est légèrement granuleux, il renferme des
granulations pigmentaires (P) le noyau (N) est gros pourvu d'un ou deux nucléoles.

Les cellules nerveuses sont disposées, dans les cornes de
la moelle, par petites masses, formant ce que Stilling a
appelé, les noyaux des nerfs. Ces noyaux sont disposés en
colonnes verticales.

Dans la corne antérieure les cellules forment trois noyaux :
1.º Deux antérieurs distingués en interne et externe (A.I)
2.º Un postérieur situé en arrière des précédents.

Dans la corne postérieure on distingue deux amas de cel.
1.º un situé au niveau de l'union de la commissure grise avec la corne (colonne
de Clarke) 2.º un second situé en dehors du précédent et
s'étendant jusqu'à la substance gélatineuse (colonne cell. post)

II. Bulbe Rachidien.

Le bulbe comprend, dans sa structure, les parties blanches et grises de la moelle et des parties surajoutées.

a. Faisceaux blancs de la moelle.

Les faisceaux **pyramidaux croisés**, arrivés au niveau du collet du bulbe, se portent en avant et en dedans. Dans ce trajet, ils rencontrent les cornes an-

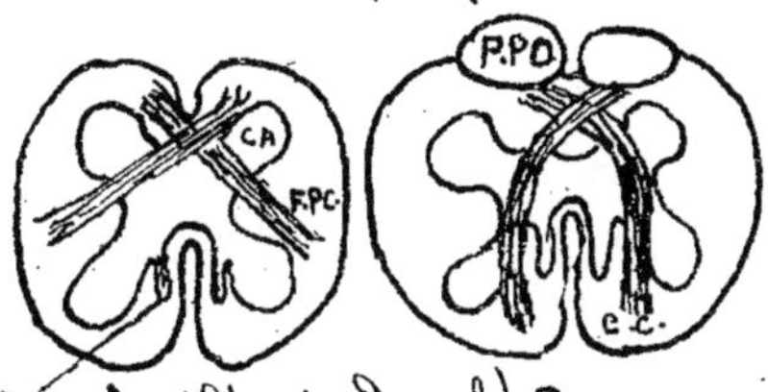

térieures qu'ils décapitent, s'entrecroisent (A) et viennent s'appliquer contre la face postérieure du faisceau pyramidal direct. (Ils forment, ainsi, les pyramides antérieures du bulbe). (PPO Fig. B)

Lorsque leur entrecroisement est terminé, les faisceaux cunéiformes (cc fig. B) commencent à se porter en dedans et en avant : ils décapitent les cornes postérieures, suivent le chemin tracé par les faisceaux pyramidaux croisés, s'entrecroisent et vont s'appliquer contre la face postérieure des pyramides.

Restent le faisceau cérebelleux direct et le cordon de Goll. Ceux-ci ne s'entrecroisent, ni l'un ni l'autre. Le premier constitue le faisceau intermédiaire du bulbe, et va s'éjeter dans le cervelet ; le second se déjette en dehors et se perd dans la partie supérieure du corps restiforme.

T. Substance grise de la moelle.

Au niveau de la partie inférieure du bulbe, les cornes postérieures envoient un noyau, en forme de coin, dans les corps restiformes (noyau des pyramides postérieures. PP. Fig. A) En même temps les cornes antérieures se sont très-développées latéralement. Au dessus de l'entrecroisement des pyramides, ce qui reste des cornes constitue les noyaux des nerfs bulbaires.

1º Les cornes antérieures forment : par leur base et à la partie moyenne du bulbe, le noyau de l'hypoglosse ; plus haut, cette même base constitue le noyau commun du

facial et du moteur oculaire externe (N) par leur tête qui
est dissociée par des fibres arciformes (Voyez plus loin), elles

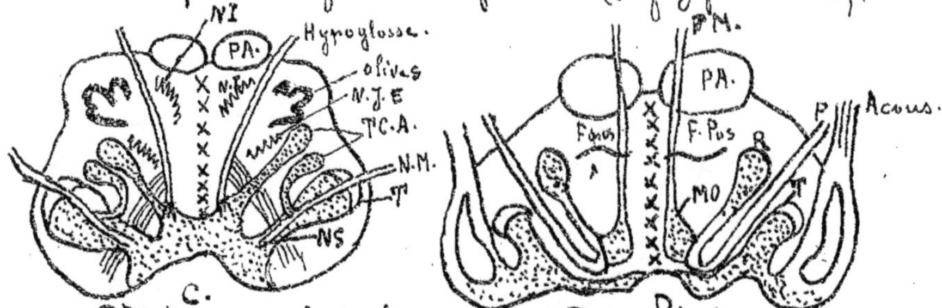

P^tie Moyenne (D'après M. Duval) Partie supérieure
forment les noyaux moteurs des nerfs mixtes (N) (TCA fig C)
(Glosso-pharingien, pneumogastrique, Spinal) Au niveau
de la partie supérieure du bulbe, la tête de la corne antérieure constitue le noyau propre du facial (R. fig. D)

2° Les **Cornes postérieures**; La **tête** des cornes postérieures, après s'être renflée et avoir constitué le tuber-
cule de Rolando, s'entoure d'une couche de substance
blanche, qui sur la coupe, représente un croissant à
concavité interne (T) C'est la racine bulbaire du trijumeau.
Leur base donne en bas, le noyau sensitif des nerfs mixtes (NS) en haut elle s'étale pour former le plancher du
quatrième ventricule et donne naissance aux fibres de
l'acoustique. [1]

d) **Parties surajoutées:**

À ces éléments communs au bulbe et à la moelle
viennent s'ajouter des colonnes de substance Grise et

[1] Nous avons cru devoir donner, ici, un tableau résumant
les origines des Nerfs bulbaires.

Cornes an..... { Tête	{ Noyaux mot. des Nerfs mixtes. (Glos. phar; pneumo; Spinal) Noyau propre du facial Hypoglosse.	
Base	Noyau commun du facial et du moteur ocul. externe	
Cornes posté... { Base	{ Noy. sensi. des nerfs mixtes Acoustique.	
Tête	Racine Bulbaire du trijumeau	

d'autres parties formées de substance grise et de substance blanche.

Colonnes grises.

Les colonnes grises surajoutées sont au nombre de trois:

1º L'une est placée entre l'olive et la pyramide antérieure. C'est le noyau juxta-olivaire interne. (NI fig C)

2º L'autre est placée entre l'olive et la corne antérieure. C'est le noyau juxta-olivaire externe (NJ.E)

3º La troisième est le prolongement que la base de la corne postérieure envoie dans le corps restiforme. (PP Fig. A)

Colonnes mixtes.

Au nombre de trois aussi:

1º Olives: Les olives sont situées entre les deux noyaux gris juxta-olivaires. Elles sont formées d'une enveloppe grise plissée, et d'une partie centrale blanche.

2º Corps restiformes: Ils occupent la place des cordons cunéiformes et se continuent, en haut, sans ligne de démarcation, avec les pédoncules cérébelleux inférieurs. On peut dire que, le corps restiforme et le pédoncule cérébelleux inférieur, sont un même faisceau qui porte en haut; le nom de pédoncule cérébelleux inférieur, en bas, celui de corps restiforme.

3º Fibres arciformes: Des corps restiformes, partent un très grand nombre de fibres qui peuvent être distinguées en internes et externes. Les fibres internes, décrivent, dans l'intérieur du bulbe, des anses à concavité postérieure, et se continuent, sur la ligne médiane, avec celles du côté opposé (Raphé médian du bulbe) En bas elles sont nombreuses et grêles, en haut elles sont plus volumineuses.

Les fibres externes contournent les parties latérales du bulbe et vont se jeter dans le sillon médian antérieur.

III. Protubérance.

Le corps restiforme, le cordon de Goll, le cordon latéral du bulbe (Faisceau cérébelleux direct), arrivés au niveau du bord inférieur de la protubérance, se déjettent en dehors pour se perdre dans le cervelet.

Nous ne retrouvons plus dans la protubérance que les pyramides antérieures, et les cordons cunéiformes. A ces parties se sont surajoutées des fibres transversales qui constituent les pédoncules cérébelleux moyens.

Les pyramides antérieures sont entourées par ces

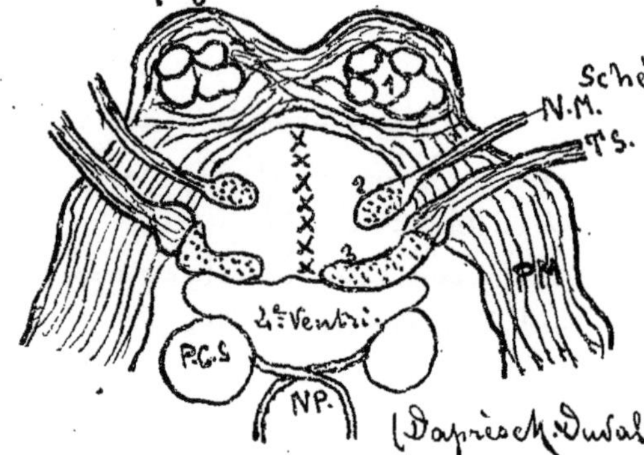

(D'après M. Duval)

fibres qui passent en avant et en arrière d'elles et les séparent des cordons postérieurs. Cette séparation est rendue encore, plus évidente par la présence d'une masse grise qui augmente d'épaisseur à mesure que l'on s'élève. (1)

Les faisceaux cunéiformes ne sont pas fasciculés comme les pyramides antérieures. Ils sont dissociés par les fibres transversales et s'écartent de plus en plus des pyramides en devenant plus profonds.

Parties grises : La base de la corne postérieure s'est étalée pour former le plancher du Quatrième Ventricule. Sa tête donne naissance à des fibres qui jointes à celles venues du bulbe forment la Grosse racine (sensitive du trijumeau. (3)

La tête de la corne antérieure donne naissance à la petite racine (racine motrice) du trijumeau (2 et NM).

IV Pédoncules.

Dans les pédoncules cérébraux, nous voyons la substance grise, qui séparait les pyramides des faisceaux postérieurs augmenter d'épaisseur, se pigmenter (Locus niger) et les diviser en deux étages.

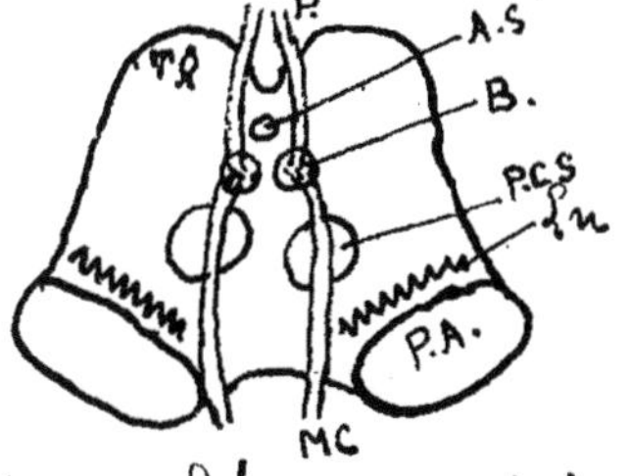

Schéma des pédoncules (Duval)

PA. pyramides antérieures.
Ln. Locus niger
PCS. pédoncules cerebel. sup.
B. p^tie termin. de la base de la corne antérieure
AS. Acqueduc de Sylvius.

1º L'étage supérieur présente de haut en bas, et sur les parties latérales: les tubercules quadrijumeaux, les faisceaux antérieurs et les faisceaux postérieurs. Sur la partie médiane on trouve: l'acqueduc de Sylvius, (AS) au dessous et de chaque coté duquel sont placées deux masses grises, qui, par leur position, doivent être considérées comme la terminaison des cornes antérieures (B). Ces deux masses donnent naissance au moteur oculaire commun et au pathétique (P) Plus en dessous, on trouve deux autres masses plus volumineuses rougeâtres, ce sont les pédoncules cérébelleux supérieurs (PCS)

2º L'étage inférieur est formé par les pyramides antérieures. (PA)

V. Cerveau
A. Disposition générale des fibres.
a. Capsule interne:

Le pied (étage inférieur des pédoncules) passe, en divergeant de plus en plus, au dessous des couches optiques. Il s'insinue entre le noyau lenticulaire d'une part, la couche optique et le noyau caudé d'autre part, et constitue la capsule interne. Au delà, les fibres rayonnent dans toutes les directions et gagnent l'écorce cérébrale. (couronne rayonnante).

Il faut distinguer, dans la capsule interne, un tiers antérieur, un tiers moyen et un tiers postérieur.

1° Le tiers antérieur de la capsule interne est consti-

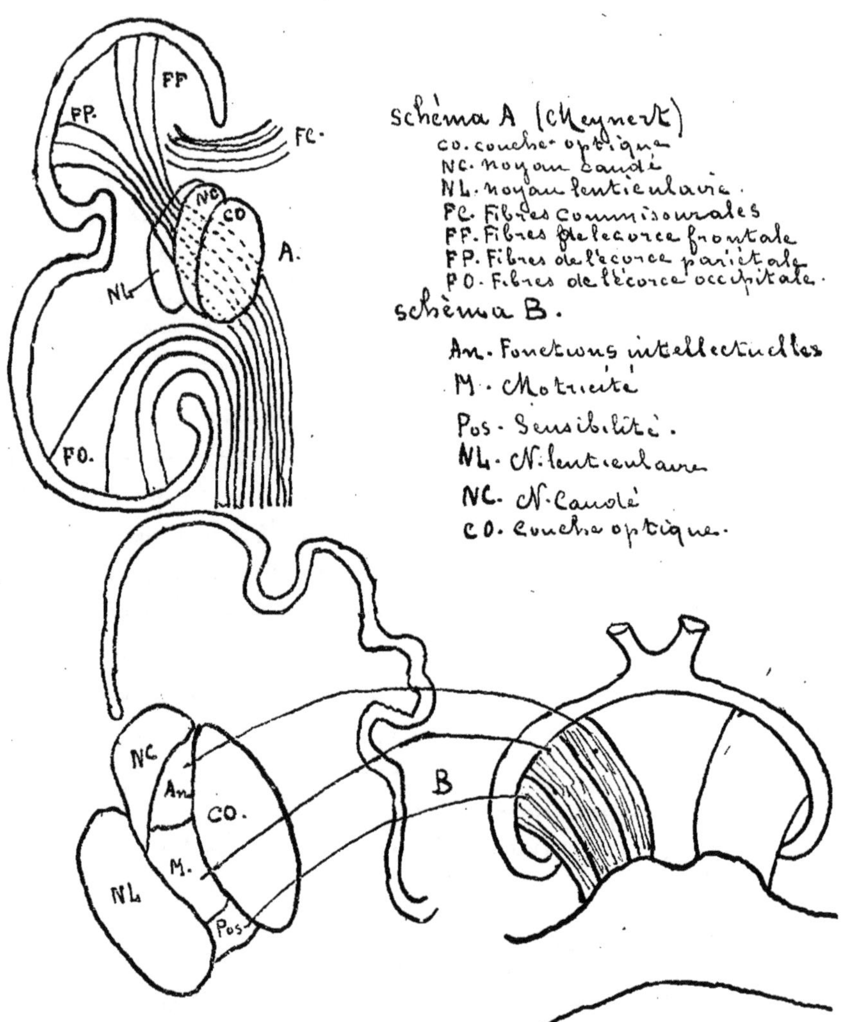

tué par des fibres venues de l'écorce frontale. Ces fibres seren-
dent dans le tiers interne du pied du pédoncule et se perdent dans la protubérance (Fonctions intellectuelles)

2° Le tiers postérieur est formé de fibres venues de
l'écorce temporale et de l'écorce occipitale. Ces fibres constituent le 1/3 externe du pied du pédoncule (Sensibilité)

3° Le tiers moyen est formé de fibres allant à la
zone motrice. Ces fibres viennent des pyramides antérieures (Motricité)

b. Couches optiques:

D'après Meynert, la couche optique est l'aboutissant principal de l'étage supérieur du pédoncule cérébral. Des endroits les plus divers, de ce noyau partent, en outre, des fibres qui se mêlent à celles de la couronne rayonnante et gagnent l'écorce cérébrale.

c. Corps strié:

D'après Meynert, les noyaux caudés et lenticulaires recevraient une partie des fibres de la capsule interne. D'autre part, ils seraient reliés à l'écorce cérébrale par des fibres gagnant l'écorce motrice. Le noyau lenticulaire et le noyau caudé auraient, ainsi, la valeur de ganglions moteurs intercalés dans la continuité de certaines voies motrices.

d. Fibres commissurales:

Outre les fibres pédonculaires rayonnantes et les faisceaux provenant des noyaux de la base, on trouve, dans le cerveau, deux autres systèmes de fibres.

1° Fibres commissurales: (Meynert). elles relient des points corticaux similaires de deux hémisphères.

2° Fibres d'association: (Meynert) Elles relient des points corticaux d'un même hémisphère.

B. Structure des circonvolutions.

L'écorce cérébrale constitue un manteau complet de substance grise enveloppant tout l'hémisphère. La structure de ses circonvolutions varie suivant la région que l'on considère:

Les circonvolutions frontales et pariétales comprennent, d'après Meynert, cinq couches distinctes:

1° Couche superficielle: Elle est formée presque entièrement de névroglie. on y trouve des tubes nerveux très-fins et quelques cellules ganglionnaires très-petites.

2° Couche des petites cellules pyramidales: Cette couche renferme un grand nombre de petites cellules pyramidales à sommet tourné vers la périphérie du cerveau.

3° Couche des grandes cellules pyramidales: Les cellules de cette couche ont, aussi, la forme pyramidale, mais elles sont très-volumineuses. Leur sommet regarde la surface de la circonvolution. Leur base et leur sommet

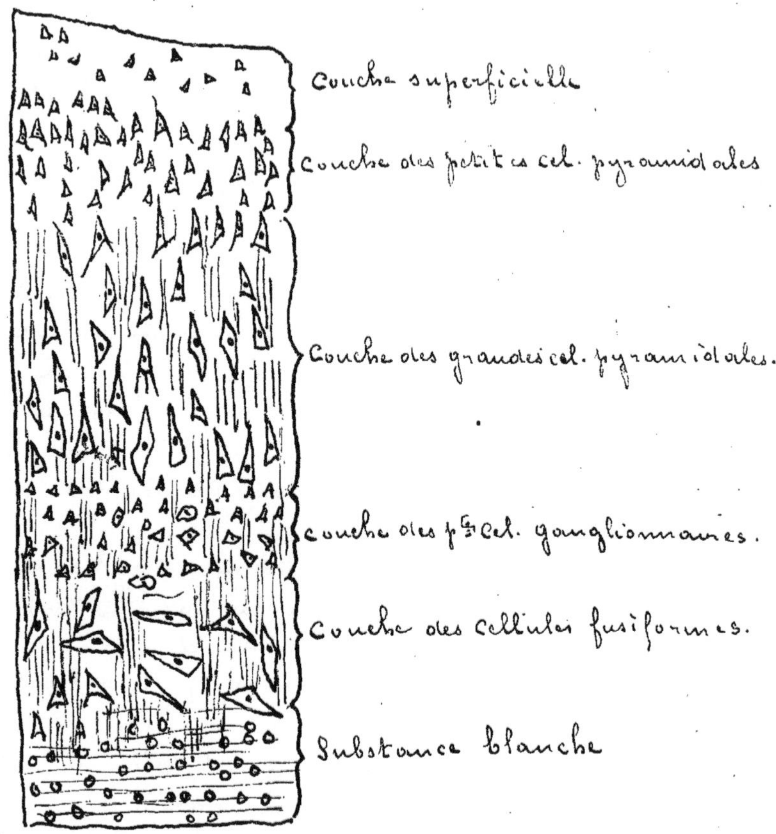

envoient des prolongements qui se ramifient s'anastomosent et se perdent dans le réseau de la substance grise.
Parmi ces prolongements, il en est un, très-fin qui
ne se ramifie pas ; à peine sorti de la Cellule, il se couvre
de myéline. C'est l'analogue du prolongement de Deiters.
La couche des Grandes Cellules pyramidales est la plus-
épaisse des Couches qui forment la Circonvolution.
    4º Couche des petites cellule Ganglionnaires : (Forma-
tion granuleuse de Meynert) Cette couche renferme de
petites cellules globuleuses. Elle est traversée par les fibres
nerveuses qui se rendent aux couches précédentes.
    5º Couche des cellules fusiformes : Dans cette couche
on trouve des cellules fusiformes à grand axe parallèle
à la surface de la circonvolution. Cette couche est également
ment, traversée par des fibres à myéline.

Les circonvolutions des lobes temporal et occipital sont construites sur le même type. La couche des grandes cellules pyramidales y fait défaut.

VI. Cervelet.

Le cervelet est composé de faisceaux blancs qui le mettent en relation avec le cerveau et la moelle allongée. Un noyau de substance grise (Corps dentelé) est situé au centre de la substance blanche.

La structure de son écorce diffère notablement de celle de l'écorce cérébrale. On trouve en allant de la superficie à la profondeur.

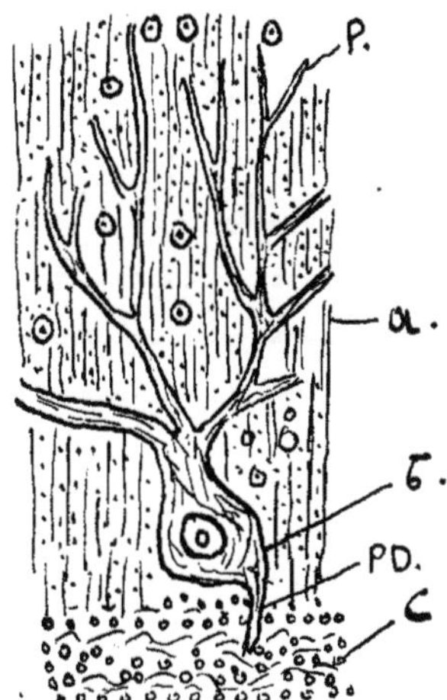

1° une couche, très-peu riche en cellules, et formée par un réseau fibrillaire. (a)

2° Une couche (b) constituée par une seule rangée de grosses cellules, (cellules de Purkinje) qui envoient des prolongements ramifiés (P) dans la couche précédente. Ces prolongements s'épuisent dans le réseau fibrillaire de cette couche. Ces cellules possèdent un prolongement cylindre-axile qui s'enfonce dans la couche profonde. (P.D)

3° Couche Granuleuse (C) Elle est formée de petites cellules rondes et d'un reticulum fibrillaire dont on ne connait pas bien la nature. Cette couche est traversée par les prolongements cylindre-axiles des cellules de Purkinje. Ceux-ci se recouvrent d'un élément et gagnent la substance blanche.

Circulation Cérébrale.

Circulation artérielle : Les artères du cerveau, forment deux grands systèmes, entièrement, indépendants : Sys. de l'écorce et sys. des noyaux gris.

1° Écorce : Les artères, destinées à l'écorce se résolvent, dans la pie mère, en un réseau capillaire d'où partent des branches qui pénètrent dans l'écorce cérébrale. Ces branches ne s'anastomosent pas et irriguent des départements distincts.

2° Noyaux : De même que les précédentes, les artères des noyaux ne s'anastomosent pas.

Circulation veineuse : La circulation veineuse est l'inverse de la circulation artérielle. Il n'y a pas de territoires distincts mais de larges et nombreuses anastomoses.

Deuxième partie

Appareils.

Nous décrirons successivement, l'appareil circulatoire, l'appareil digestif, l'appareil respiratoire, l'appareil génito-urinaire.

I Appareil Circulatoire.

On trouve, chez l'homme, deux liquides circulants : Un liquide rouge caractérisé par la présence de l'hémoglobine (Sang) et un liquide blanc tenant en suspension, des cellules rondes, chargées de gouttelettes graisseuses pendant la digestion. (Lymphe) Ces deux liquides circulent dans deux systèmes de canaux différents (Système vasculaire sanguin et système lymphatique.

Système vasculaire sanguin.

A. Sang.

Le sang des Vertébrés, le seul que nous considérons ici, est un liquide rouge-pourpre formé de deux parties distinctes : une partie liquide (Plasma) et une partie solide constituée par des Corpuscules variables de forme et de dimension. Ces corpuscules présentent trois variétés :

1º Les uns, colorés en jaune clair, sont très-petits et excessivement nombreux (Globules rouges)

2º Les autres, moins nombreux, sont incolores et beaucoup plus volumineux (Globules blancs)

3º Enfin, ceux de la troisième variété se présentent sous la forme de Granulations sphériques ou anguleuses.

1º Globules rouges.

Forme dimensions, nombre :

Chez l'homme, les Globules rouges ont la forme de disdisque biconcave. Leur diamètre est de 7μ, ils sont plus épais sur les bords qu'au centre. Tous les mammifères, sauf les

A. Globules rouges de l'homme.
   a. de profil
   b. de face
   c. piles de globules.

B. de Grenouille.

caméliens, ont des globules circulaires. Chez les oiseaux les reptiles, les batraciens et les poissons, ces globules sont elliptiques et possèdent, à leur centre, un gros noyau ovalaire. D'après M. Milne Edwards, le volume des globules serait en raison inverse de l'activité des phénomènes respiratoires. Chez l'homme, leur nombre est de cinq millions par millimètre cube de sang. [1]

action des réactifs :

L'eau dissout la matière colorante des globules et les rend sphériques. En général, les liquides de l'économie, riches en sulfate et chlorure de sodium ne les attaquent pas. Il faut en excepter les liquides intestinaux : le suc gastrique les brunit et les rend friables ; la bile les dissout sans laisser de traces.

altérations cadavériques :

Lorsque le sang est sorti des vaisseaux, les globules tendent à s'arranger comme les pièces dans une pile de monnaie. Ce phénomène se produit même, dans le sang défibriné. Il est dû, d'après Welker, à la tendance qu'ont les corps plats qui nagent dans un liquide à se mettre en contact par leur plus large surface. D'après certains histologistes, le globule laisserait exsuder une matière glutineuse qui les réunirait en pile. Ainsi abandonnés à eux-mêmes, les globules poussent des piquants qui apparaissent, d'abord, sur leur circonférence, puis sur leurs faces. Ces globules crénelés n'existent jamais chez le vivant.

Structure :

Les globules rouges, de l'homme sont constitués par une masse albuminoïde imbibée d'une matière colorante (Hémoglobine) Ils ne possèdent ni membrane enveloppe ni noyau [1] ; les glo-

[1] Les globules du fœtus possèdent un noyau.

bules elliptiques présentent, à leur surface, une condensation du protoplasma qui simule une membrane-enveloppe ; ils ont un gros noyau ovalaire.

Composition chimique : (1)

Au point de vue chimique le Globule rouge est formé de deux substances albuminoïdes. L'une est une matière blanche molle, Granuleuse au microscope, insoluble dans l'eau (Globuline) l'autre est cristallisable (Hémoglobine) et n'est que très faiblement fixée par le Globule.

L'hémoglobine cristallise, chez l'homme sous forme de tables rhomboïdales et de prismes à Quatre pans. Elle possède une Grande affinité pour l'oxygène (un gramme de globules prend 1^{cc} d'oxygène) Cette affinité augmente avec la température, elle cesse subitement à $45°$. L'hémoglobine oxygénée présente deux bandes d'absorption entre les lignes D et E du Spectre. La première, de ces lignes, Commence à droite de la ligne D la seconde finit en deça de E. Cette dernière est beaucoup plus large que la première. lorsque l'hémoglobine oxygénée se trouve en présence d'un corps, moins riche en oxygène elle perd de l'oxygène et présente un nouveau spectre caractérisé par une seule bande d'absorption aussi large que les deux précédentes, et situé un peu à gauche de la ligne D.

L'hémoglobine peut fixer, également, l'oxyde de carbone et former avec ce corps, un composé moins instable que l'oxyhémoglobine. Les Globules deviennent, alors, Cassants ; ils sont rouge Cerise et n'absorbent plus l'oxygène. Le spectre de l'hémoglobine oxycarbonée présente deux bandes d'absorption situées entre les lignes D et E du Spectre. Mais la première bande est très petite et toutes deux sont situées plus à droite que les bandes de l'oxyhémoglobine Le spectre n'est pas modifié par les agents réducteurs.

(1). Composition chimique des Globules.

Globuline	12
Hémoglobine	85
Sels	3
	100

Composition de l'hémoglobine : (Hoppe-Seyler-Chien)

Carbone	52.85
Hydrogène	7.32
Azote	16.17
Oxygène	21.84
Soufre	0.39
Fer	0.43
	100

L'hémoglobine, traitée par l'acide acétique, se décompose en hématosine et paraglobuline. Cette décomposition s'effectue, quelquefois, spontanément dans les amas sanguins ecchymotiques.

2° Globules blancs :

Forme. dimensions. Nombre :

Si nous examinons attentivement les globules blancs du sang de l'homme, nous Verrons que, primitivement sphé-

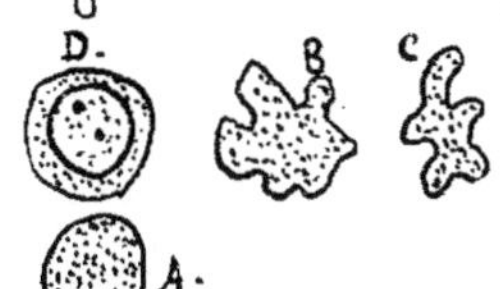

riques (A) et granuleux, ils changent incessamment de forme. Ils poussent des prolongements, s'étalent en surface et deviennent, souvent, d'une minceur telle qu'il est impossible de les distinguer. Lorsqu'un Globule a poussé un prolongement, Celui-ci peut se renfler, de plus en plus, tandis que le corps cellulaire diminue de Volume et finit bientôt par disparaître. Il se fait ainsi une progression du Globule Comme sous le nom de (mouvements amiboïdes) et qui lui a fait donner le nom de Cellule migratrice. (1) Les Globules blancs ont de 9 a 11μ; On compte un globule blanc pour 500 Globules rouges ; mais ce nombre varie Considérablement. En règle générale, on peut dire que le nombre des Globules blancs tend à augmenter dans les points du Système Vasculaire où la Circulation est ralentie (Ranvier)

Action des Réactifs :

La chaleur et l'oxygène sont des excitants de l'activité amiboïde des Globules blancs. Les mouvements amiboïdes présentent un maximum d'intensité vers 40°, au dela les cellules meurent et restent sphériques. Chez l'homme et les

(1) Les cellules lymphatiques abandonnées hors des Vaisseaux, présentent, après un laps de temps variable, des prolongements arrondis homogènes qui ne peuvent pas changer de forme. L'apparition de ces boules (excroissances sarcodiques de Dujardin) est un signe de la mort de la cellule.

animaux à sang chaud, les mouvements amiboïdes ne commencent à se produire que vers 25°. Le sérum iodé démontre la présence du Glycogène dans le Globule blanc. L'eau y fait apparaître deux ou trois noyaux. Si l'action est prolongée le protoplasma de la Cellule devient liquide. En cet état, le globule blanc est représenté par une vésicule pleine d'un liquide qui tient en suspension, des granulations animées du mouvement Brownien.

Structure :

D'après Ch. Robin, les Globules blancs seraient de véritables utricules remplies de protoplasma et dépourvues de noyau. La formation des expansions amiboïdes, et l'examen direct de la Cellule, qui ne présente pas le double contour caractéristique des membranes enveloppes, nous permettent de nier contrairement à l'avis de cet auteur, la présence de toute cuticule-enveloppe. En ce qui concerne les noyaux, on sait, qu'invisibles, chez les mammifères à l'état normal, ils apparaissent sous l'action de l'acide acétique, agents qui rendent le protoplasma cellulaire plus transparent. D'après Robin, l'eau et l'acide acétique agiraient en réunissant, en amas nucléiformes, les granulations de la cellule. Cette théorie ne résiste pas à la Critique : Chez certains animaux, (axolotl) les noyaux, des Globules dont le protoplasma est très transparent, apparaissent avant l'action de tout réactif. Enfin l'action élective du Carmin, vis à vis du noyau des Globules blancs de l'homme, ne permet pas de le confondre avec des amas de Granulations.

Les Globules blancs, comme la plupart des cellules animales sont constitués par une masse de protoplasma pourvue d'un noyau. Ce noyau présente les formes les plus variées : Souvent, on trouve plusieurs noyaux parfaitement distincts ; d'autres fois c'est un noyau unique ayant la forme d'un boudin contourné en spirale, de façon à simuler plusieurs noyaux ; enfin on trouve des noyaux qui ont la forme d'un rein etc...

3° Granulations libres:

Les granulations libres, du sang, sont très-nombreuses. Zimmermann les appelait des vésicules élémentaires; Hayem en fait ses hématoblastes. Ces granulations sont sphériques ou légèrement anguleuses; elles offrent, ainsi que l'a démontré M. Ranvier, les caractères de la fibrine.

2° Plasma sanguin

Abandonné, hors des vaisseaux, le sang se coagule et se divise en deux couches distinctes: Un liquide albumineux de coloration jaune (Sérum) et une masse d'un rouge foncé (Caillot) Ce dernier est formé par les éléments figurés du sang emprisonnés dans un réseau fibrillaire de fibrine. Le sérum représente le plasma sanguin moins la fibrine. (1)

Au point de vue purement histologique, la coagulation du sang est caractérisée par la formation d'un réticulum très-délicat de fibrine (F) Cette formation a, pour centre, les granulations libres du sang.

« Il est probable que ces granulations sont de
« petites masses de fibrine, et qu'elles sont des centres de
« la coagulation, de la même façon qu'un cristal de
« sulfate de soude plongé dans une solution de même sel,
« est le point de départ de la cristallisation. Il serait
« important de savoir si ces granulations existent
« dans le sang qui circule dans les vaisseaux. Nous n'avons
« pu encore nous en assurer mais, comme on les voit
« dans le sang, au bout du temps si court qu'il faut pour
« exécuter une préparation, il est probable que ce sont
« là des éléments normaux du sang » (2)

(1) Pour la composition du plasma et les théories chimiques de la coagulation, voyez Wurtz Chimie biologique (page 289)
(2) Ranvier (société de Biologie 1878)

B. Cœur.

Le cœur est une poche musculaire à compartiments multiples. Il est tapissé, à l'extérieur et à l'intérieur, par une membrane séreuse.

1° Myocarde :

Le muscle cardiaque appartient à la catégorie des muscles à contraction rapide, mais il mérite une mention spéciale grâce à ses propriétés physiologiques (Contraction involontaire) et à une structure un peu différente.

La fibre musculaire cardiaque est constituée par

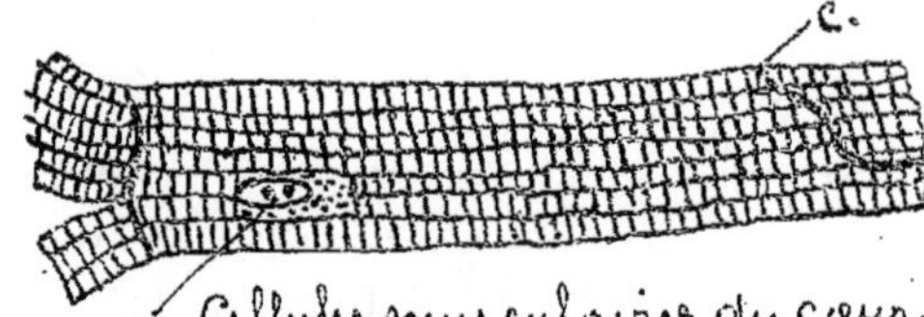

C. Ciment intercellulaire
N. Noyau et protoplasma

N. Cellules musculaires du cœur.

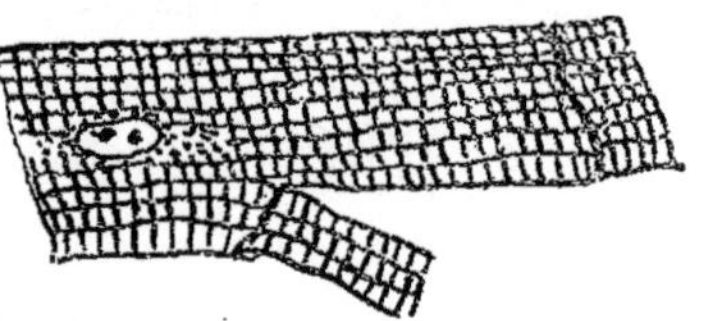

une série de cellules soudées entre elles. Chez la grenouille ces cellules sont fusiformes ; chez les mammifères elles sont cylindriques et s'unissent par leur base (c). Dans l'un et l'autre cas, elles sont formées d'une masse de substance, striée transversalement et longitudinalement, au centre de laquelle se trouve un noyau entouré de protoplasma granuleux. Ce protoplasma, examiné sur une coupe perpendiculaire à l'axe de la cellule, paraît envoyer des prolongements vers la périphérie de cette dernière, et la diviser en petits champs polygonaux qui représentent la coupe des cylindres primitifs de la fibre cardiaque. (Ranvier) Les faisceaux musculaires, constitués par l'union des cellules, loin de rester indépendants comme les faisceaux des muscles de la vie de relation, se divisent, s'anastomosent et forment un vaste plexus.

Les mailles, du réseau capillaire du cœur, ont leur grand diamètre dirigé suivant l'axe des faisceaux.

Les lymphatiques sont représentés par les espaces conjonctifs interfasciculaires.

2° Péricarde :

La structure du péricarde ne diffère point de celle des autres séreuses. Il est très-riche en fibres élastiques.

3° Endocarde :

L'endocarde est la membrane séreuse qui tapisse les cavités du cœur. Il est plus épais, sur les ventricules que sur les oreillettes, et présente trois couches distinctes :

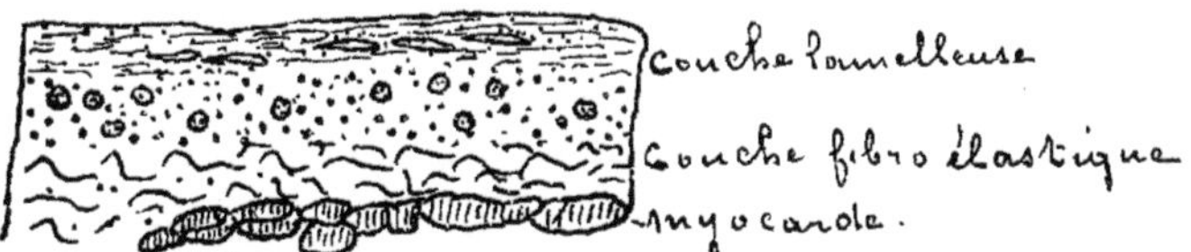

1° un endothélium : Cet endothélium est formé de cellules polygonales plates renfermant, chacune, un noyau.

2° Une couche conjonctive lamelleuse : Cette couche renferme des fibres élastiques et des faisceaux connectifs. On y trouve des cellules aplaties suivant la surface et des fibres lisses.

3° Une couche fibro-élastique : Elle est formée de tissu conjonctif ordinaire ; les fibres élastiques y abondent. Cette couche se continue, sans ligne de démarcation tranchée, avec le tissu conjonctif qui sépare les fibres musculaires du cœur.

Valvules :

Les valvules du cœur pouvant être considérées comme

un repli de l'endocarde dont les lèvres seraient unies par du tissu fibreux, nous trouverons dans toute valvule trois couches distinctes :

1º Une couche de tissu conjonctif lamelleux recouverte, sur sa face libre, d'un endothélium.

2º Une couche fibro-élastique.

3º Une couche de tissu conjonctif lamelleux, recouverte sur sa face libre, d'un endothélium.

Toutes les valvules présentent ces trois couches
de tissu conjonctif. Il faut seulement remarquer, que
la couche lamelleuse de la face de la valvule où frotte
le sang est toujours la plus épaisse (a)

C. Artères.

Les artères sont formées de trois tuniques, distinguées en interne, moyenne et externe. La prédominance
du tissu élastique ou musculaire, dans la tunique
moyenne, a fait classer les artères en deux groupes.
Artères du type élastique et Artères du type musculaire.

a. Artères du type élastique:

Les plus grosses artères de l'économie appartiennent au type élastique (Aorte, tronc de l'artère pulmonaire) Elles sont caractérisées par la présence de
lames élastiques, dans la tunique moyenne.

Tunique interne: La tunique interne comprend
trois parties:

1º Couche endothéliale: formée d'une seule couche de
cellules polygonales allongées dans le sens de l'axe du
vaisseau.

2º Une couche de cellules plates, anastomosées entre elles, et plongées dans une substance fibrillaire dont
la direction est longitudinale.

3º Une couche de substance fibrillaire à direction
transversale.

Tunique moyenne: La tunique moyenne est composée de lames et de fibres élastiques anastomosées
entre elles.

Les lames élastiques se présentent sous la forme
de membranes offrant des pertes de substance, et
des fibres élastiques appliquées et soudées contre leurs

faces. Elles ne représentent pas des tubes emboités, les uns dans les autres, mais s'anastomosent et forment un système continu. Le nombre des lames est en raison directe du calibre des artères. Du coté de la tunique interne, la tunique moyenne est limitée par une lame élastique plus épaisse qui a reçu le nom de lame élastique interne. (1) Les fibres élastiques de la tunique interne, viennent se souder à la face interne de cette lame.

Dans les mailles, limitées par le système élastique de la tunique moyenne, on trouve des faisceaux connectifs et des cellules musculaires lisses - dont la direction est transversale. La forme de ces cellules est très-irrégulière. Elles présentent, souvent, deux noyaux.

Tunique externe: (adventice) La tunique externe est formée par les éléments du tissu conjonctif lâche. Les faisceaux connectifs et les fibres élastiques ont une direction longitudinale. Cette tunique est la seule qui renferme des vaisseaux et des nerfs.

       6. Artères du type musculaire:

Les artères des membres appartiennent au type musculaire:

Les tuniques interne et externe de ces artères ne diffèrent pas sensiblement de celles des artères élastiques.

C'est la tunique moyenne qui caractérise ce type: Sur une coupe longitudinale, et, à un faible grossissement, elle semble uniquement formée de cellules musculaires lisses transversales. À un plus fort grossissement, on voit que les cellules musculaires sont placées dans les mailles d'un réseau de grosses fibres

(1) La lame élastique interne et les trois couches de la tunique interne constituent la tunique de Bichat.

élastiques. À côté d'elles on trouve des faisceaux et des cellules connectives. Du coté de la tunique interne cette tunique moyenne est, toujours, limitée par la lame élastique interne.

C. Artérioles:

Les artérioles présentent les trois tuniques des artères dans leur plus grande simplicité:

1° Tunique interne: Elle est réduite à la couche endothéliale.

2° Tunique moyenne: La tunique moyenne des artérioles présente deux couches: la lame élastique interne et une couche musculaire.

La lame élastique interne se présente, sur une coupe, comme un feston. « La lame élastique interne, com-
« me toutes les parties formées de substance élastique,
« n'a qu'une élasticité limitée, et lorsqu'elle est com-
« primée par la couche musculaire disposée en an-
« neaux, il arrive que la limite inférieure de son élas-
« ticité est dépassée et que, pour contenir dans l'espa-
« ce restreint qui lui est réservé, elle doit se replier sur
« elle-même. C'est pour cela que, sur une coupe trans-
« versale, elle apparait comme un feston, tandis que,
« sur les vues longitudinales des petites artères, les
« plis, qu'elle a pris sous l'influence de la retraction
« musculaire donnent lieu à l'apparence des stries
« longitudinales » (1)

Les cellules musculaires sont disposées en hélice et forment un manchon continu autour des artérioles.

3° Tunique externe: Elle est formée par les éléments du tissu conjonctif lâche.

(1) Ranvier Traité technique page 551

D. Veines.

Les variations de structure des veines sont plus nombreuses, encore, que celles des artères: Chez un même sujet, deux veines de même nom ne présentent, jamais une structure identique; et pour la même veine, la structure varie souvent avec les points que l'on considère.

Les auteurs ne s'entendent pas sur le nombre des tuniques des veines: Kölliker admet trois tuniques, comme pour les artères. M. Ranvier fait remarquer avec raison, qu'il n'y a pas de limite tranchée entre la tunique externe et la tunique moyenne et décrit, dans les veines deux tuniques (interne et externe) La distinction de trois tuniques est donc arbitraire: Cependant, pour la facilité de l'étude, nous conserverons cette vieille division des parois veineuses. "Il "convient de considérer, comme tunique moyenne, "toute la partie de la veine qui contient des fibres "musculaires; nous dirons que les veines qui n'ont "pas de fibres musculaires (sinus de la dure mère, "sous-clavière, veines de la rétine) n'ont pas de tunique "moyenne (Cornil et Ranvier)

Tunique interne: La tunique interne des veines est plus mince que celle des artères. Elle présente la même structure; on peut y distinguer:

1º une couche endothéliale continue. Les cellules qui la constituent sont plus petites et plus larges que celles des artères.

2º une couche conjonctive formée de cellules plates et de fibres longitudinales.

Tunique moyenne: La tunique moyenne est séparée de l'interne, par un réseau de grosses fibres élastiques. De ce réseau partent des fibres qui s'avancent jusqu'à la périphérie de la veine, en formant un lacis. Les mailles, de ce lacis, sont remplies par des cellules musculaires et par des faisceaux connectifs. Les cellules musculaires ont une direction longitudinale ou transversale suivant les veines que l'on considère. On trouve souvent une couche longitudinale et une couche transversale. (1)

Tunique externe : Elle est formée par les éléments du tissu conjonctif.

Veinules.

Entre les veinules et les artérioles il y a des différences qui portent sur l'endothélium, la lame élastique interne, et les cellules musculaires.

L'endothélium est formé de cellules moins allongées dans l'axe du vaisseau mais plus larges.

La lame élastique interne a disparu et est remplacée par un réseau de grosses fibres élastiques.

Les cellules musculaires, très obliques à l'axe du vaisseau, ne forment pas une couche continue autour des veinules; elles sont peu nombreuses et disséminées.

Valvules des veines

Les valvules, outre le revêtement endothélial qui tapisse leurs deux faces, présentent trois couches :

Une couche interne, regardant l'axe du vaisseau, qui est formée par les mêmes éléments que la tunique interne des veines. Cette couche se continue, au niveau

(1) D'après la disposition des cellules musculaires, Eberth a classé les veines comme il suit :

I Veines non musculaires :

Ces veines sont constituées par un endothélium reposant sur du tissu conjonctif. (Dure-mère, os, Rétine, placenta maternel)

II Veines musculaires :

a. avec un plan de fibres longitudinales (utérus gravide; Sus-hépatique)

b. avec un plan de fibres circulaires (Fémorale, Jugulaire etc.)

c. avec deux plans de fibres : un longitudinal (externe) l'autre circulaire (interne) : (Cave inférieure, porte)

d. avec trois plans de fibres : un (moyen) circulaire; deux (externe et interne) longitudinaux. (Mésentérique, ombilicale) au bord libre de la valvule, avec la couche externe qui a la même structure, mais est beaucoup plus mince. La couche moyenne se continue avec la tunique moyenne des veines. Elle est formée de tissu fibreux et possède quelques fibres lisses au niveau de la base de la valvule.(1)

E. Capillaires: (2)

Structure:

Les capillaires sont formés d'un endothélium et probablement, quoique on n'en ait pas encore démontré l'existence, d'une paroi propre hyaline rudiment de la lame élastique interne des artérioles.

Les cellules de l'endothélium, (a) sont allongées dans 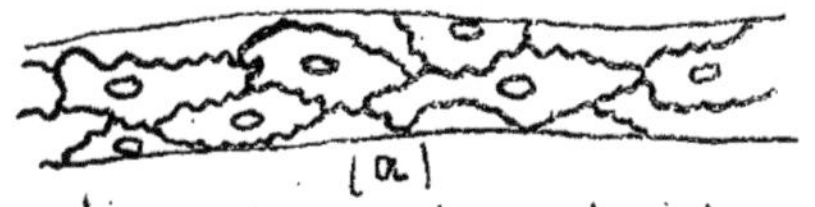 le sens de l'axe du vaisseau et beaucoup plus étroites que celles des artérioles. Sur des préparations imprégnées au nitrate d'argent on rencontre, au niveau des lignes intercellulaires, des taches noires arrondies et des petits cercles limités par des lignes d'imprégnation. Ces cercles ont reçu le nom de Stomates. D'après M. Ranvier et la plupart des histologistes modernes, ces stomates ne sont pas préformés, ils se produisent pour le passage même des globules blancs (activité émigratrice)

Dans les vaisseaux des Ganglions lymphatiques

(1) Les vas ou vasorum des veines pénètrent jusque dans la tunique moyenne.

(2) D'après Ch. Robin il faudrait distinguer trois variétés de Capillaires:

1° Capillaires de la première variété: Tunique uniquement formée d'un endothélium. Leur diamètre varie entre $0^{mm}007$ et $0^{mm}030$.

2° Capillaires de la seconde variété: Ils diffèrent des précédents par l'adjonction de fibres cellules et d'une paroi propre.

3° Capillaires de la troisième variété: Ils diffèrent de ceux de la 2° variété par l'adjonction d'une couche conjonctive longitudinale. Les capillaires de la 2° et 3° variété représentent les artérioles et les veinules. Cette division des capillaires est entièrement abandonnée aujourd'hui

la paroi capillaire est doublée d'une tunique mince fibrillaire, à la surface de laquelle, est appliquée une couche
de cellules plates. (Connectives)

Dans le tissu conjonctif lâche, la tunique fibrillaire a
disparu, mais la couche de cellules persiste (Périthélium
d'Eberth)

Réseaux Capillaires:

Les capillaires semblent dériver des artères par simplification des artérioles. Mais on ne trouve pas d'intermédiaires entre les veines et le système capillaire. Les capillaires s'ouvrent directement, dans des veinules d'un
diamètre beaucoup plus considérable qu'eux. D'après
M. Pignier, ces veinules seraient terminées en cul de sac.

La forme des mailles d'un réseau capillaire varie
avec l'organe que l'on considère.

Quant à la richesse du réseau, elle est en raison directe, non pas du volume de l'organe mais de l'activité de sa fonction.

Circulation capillaire:

Si nous examinions la circulation chez un animal
vivant (Poumon ou Mésentère de la Grenouille) nous dis-
tinguerons, dans le vaisseau, une couche centrale et une
couche périphérique. La couche centrale est douée d'un maximum de rapidité; la couche périphérique, celle qui est en
contact avec les parois, présente des globules qui mar-
chent beaucoup plus lentement. Dans certaines circons-
tances, ces globules s'arrêtent et adhèrent à la paroi.
À l'état normal la circulation est si rapide qu'il est
impossible de distinguer les globules. Il se produit, dans
le courant sanguin, des irrégularités dues à la réplétion
de certains réseaux capillaires, et à la contraction des
veinules et des artérioles. Ces irrégularités consistent
dans l'arrêt ou le changement de direction du courant
sanguin.

Lorsque l'on ralentit, artificiellement la circulation
(Curare) on peut remarquer que les globules changent de
forme et sortent quelquefois des vaisseaux.

Les changements de forme des globules rouges sont entièrement passifs. C'est, tantôt la difficulté du passage à travers un Capillaire trop étroit, tantôt la rencontre d'un éperon vasculaire, qui les produisent.

Au contraire, les Globules blancs éprouvent des changements de forme qui sont dus à leurs propriétés actives: Lorsqu'un Globule blanc circule librement, il reste sphérique, mais si par hasard, il vient à rencontrer la paroi vasculaire, il adhère à cette paroi par des prolongements qui poussent au niveau du point irrité. Dans ce cas, le Globule peut être détaché et repris par la circulation; mais il arrive, souvent, que le globule reste adhérent. On le voit, alors, diminuer de volume, tandis qu'à l'extérieur du Capillaire, sur la face opposée de la paroi, apparaît un point et bientôt une masse essentiellement amiboïde. C'est le Globule qui se glisse entre les cellules endothéliales du Capillaire. La différence d'activité des parties extra et intra capillaire du globule, résulte de la présence, à l'extérieur, d'un excès d'oxygène. Nous savons que les mouvements amiboïdes sont exagérés par ce gaz. Le phénomène s'accentuant de plus en plus, le Globule blanc peut sortir du vaisseau (Diapédèse)

Les Globules Rouges émigrent quelquefois, mais par un mécanisme tout autre. Tandis que les — Globules blancs écartent, par leur activité propre, les cellules endothéliales des vaisseaux, les globules rouges, incapables de cette activité, s'insinuent à travers ces Stomates creusés par les cellules lymphatiques et sortent des vaisseaux.

La diapédèse des Globules rouges est donc la conséquence de la sortie des globules blancs et ne se produira que lorsque la diapédèse de ces derniers aura été très intense.

Système lymphatique.

Un ensemble de vaisseaux, interrompus par des ganglions et communiquant avec les espaces du tissu conjonctif, tel est le système lymphatique.

A. Lymphe:

La lymphe est un liquide coagulable dont la couleur varie. À peine opaline, dans l'état de jeûne, elle devient aussi blanche que du lait pendant la digestion. La présence de globules rouges du sang peut lui donner une teinte rosée. Sa composition chimique varie constamment. Elle renferme: de l'eau, de l'albumine, de la fibrine et des sels. On y trouve un seul élément figuré, le globule blanc, qui a été décrit ailleurs (Sang)

B. Gros troncs lymphatiques:

Les gros troncs lymphatiques (Canal thoracique, canaux afférents et efférents des ganglions) sont des vaisseaux, à parois minces, présentant, de distance en distance, des replis ou valvules disposées par paires. Chacune de ces valvule ressemble à une des valvules sigmoïdes du cœur.

Au dessus de chaque paire de valvules le vaisseau présente un renflement (renflement supra valvulaire); nous verrons plus loin, que ce renflement a une signification physiologique autre que celle du reste du vaisseau.

Structure:

D'après Kölliker, les gros troncs lymphatiques présentent, comme les vaisseaux sanguins, trois tuniques.

1° Tunique interne: La tunique interne est constituée par une couche endothéliale reposant sur un fin réseau élastique. La couche endothéliale est formée d'une seule assise de cellules plates, différentes de celles des veines, en ce que leurs bords ne sont pas rectilignes, mais ondulés et comme déchiquetés.

Le réseau élastique sous endothélial a ses mailles dirigées dans le sens de l'axe du vaisseau.

2° Tunique moyenne : La tunique moyenne est formée de cellules musculaires emprisonnées dans les mailles d'un réseau élastique (1)

Les cellules musculaires ont une direction générale transversale. Cependant la plupart d'entre elles sont un peu obliques à l'axe du vaisseau. « Cette obliquité des fibres musculaires est, encore, bien plus marquée dans les « renflements supra valvulaires où, en s'entrecroisant les « unes avec les autres, elles forment un lacis, comparable « jusqu'à un certain point, au réseau des fibres muscu- « laires du Cœur. Cette analogie vient naturellement à « l'esprit de l'observateur ; le renflement supra-valvu- « laire paraît être, en effet, une poche contractile des- « tinée à chasser la lymphe qui s'y est accumulée, au « moment de la fermeture des valvules. » (2)

3° Tunique externe : La tunique externe est formée par les éléments du tissu conjonctif lâche.

C. Capillaires lymphatiques.

Structure : Ils sont constitués par une seule couche de cellules endothéliales isolées entre elles. Ces cellules sont allongées suivant l'axe du vaisseau et présentent des bords

(Endothelium lympha.)

sinueux et dentelés.

Réseaux lymphatiques : Les capillaires lymphatiques ne sont pas cylindriques. Ils présentent un très-grand nombre de bosselures se divisent et s'anastomosent en formant les réseaux les plus variés. Ces réseaux sont situés plus profondément que les capillaires san-

(1) On trouve, à coté des cellules musculaires quelques faisceaux connectifs.

(2) Ranvier. (Traité technique)

gums ; jamais ils ne communiquent avec eux (1)

Origine des réseaux lymphatiques : Il est généralement admis par les histologistes modernes, que les vaisseaux lymphatiques naissent du tissu conjonctif. Tout en reconnaissant cette origine, les auteurs ont été réduits à émettre des hypothèses correspondant à leur manière d'envisager le tissu conjonctif.

Virchow, Recklinghausen, Kölliker pensent que les cellules du tissu conjonctif sont creuses et forment, par leurs anastomoses, le système des canaux d'origine des vaisseaux lymphatiques. (Canaux du suc)

M. Ranvier pense que ces canaux du suc n'existent pas. « C'est entre les faisceaux connectifs, dans la « vaste cavité qu'ils cloisonnent, que se fait la cir- « culation des sucs nutritifs, et non dans des canali- « cules auxquels la plupart des histologistes ont cru, « mais que personne n'a jamais vus. Suivant nous « c'est dans cette cavité cloisonnée du tissu conjonctif « qu'il faut chercher l'origine des voies lymphatiques »

Cette hypothèse de M. Ranvier, conforme aux idées de Bichat sur le tissu conjonctif, est celle qui, tout en satisfaisant le mieux l'esprit, est basée sur un plus grand nombre de faits.

D. Follicules clos (de l'intestin)

On donne le nom de follicules clos à des masses arrondies blanchâtres situées dans l'épaisseur de la muqueuse intestinale. Ces masses sont entourées d'une cavité lymphatique, où se rendent des vaisseaux lymphatiques afférents et d'où partent d'autres

(1) D'après M. Sappey, les lymphatiques communiqueraient avec les vaisseaux sanguins par un système de canaux d'origine que cet auteur décrit sous le nom de capillicules et lacunes. Il suffit de voir les figures que donne M. Sappey (Traité d'anatomie tome II page 780) pour être convaincu que les capillicules sont artificiels et proviennent de la diffusion de la matière à injection.

vaisseaux lymphatiques (afférents) Cette cavité porte le nom de sinus.

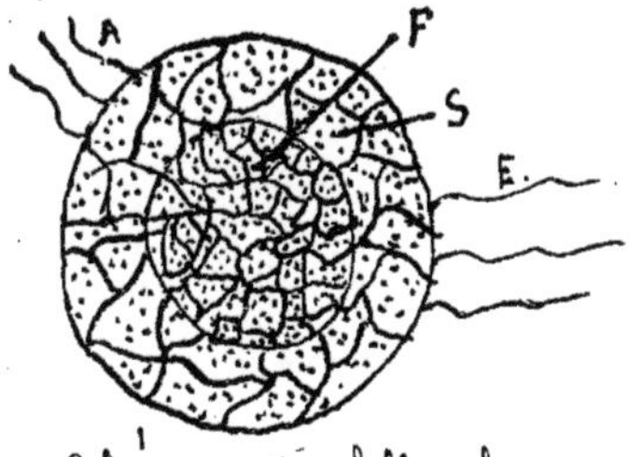

A. Vaiss. afférents
E. Vaisseaux efférents.
F. Masse folliculaire
S. Sinus.

Schéma d'un follicule

1º SINUS: Le sinus est une cavité cloisonnée par des faisceaux connectifs. Ces faisceaux, en se divisant et s'anastomosant, forment un réticulum dont les mailles sont comblées par des cellules lymphatiques. Les travées de ce réticulum, sont tapissées de cellules endothéliales. Ainsi que l'a démontré M. Ranvier, on ne trouve pas de cellules à l'intérieur de ces travées; toutes sont situées à leur surface.

2º Masse folliculaire: Le follicule est, également constitué, par un réticulum connectif, dont les mailles sont comblées par des cellules lymphatiques. Les travées sont cons-

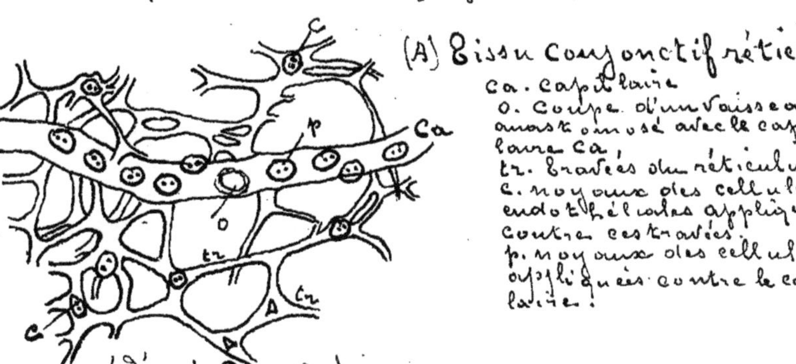

(A) Tissu conjonctif réticulé
ca. capillaire
O. Coupe d'un vaisseau anastomosé avec le capillaire ca.
tr. travées du réticulum
c. noyaux des cellules endothéliales appliquées contre ces travées.
p. noyaux des cellules appliquées contre le capillaire.

A. (D'après Ranvier)

tituées sur le même type que celles du sinus; nous retrouvons des cellules endothéliales appliquées à leur surface. Ce qui différencie le follicule du sinus, c'est la finesse des travées et la petitesse des mailles de son réticulum.

Il n'y a donc pas de limite bien tranchée entre le follicule et le sinus: Le réseau conjonctif du follicule est une dépendance du réseau qui cloisonne le sinus. Ainsi, un faisceau connectif, venu du derme de la muqueuse intestinale, après avoir formé les larges cloisons du sinus, pénétrera dans le follicule et formera le fin réticulum dont nous avons parlé.

Les vaisseaux sanguins, logés dans les gros faisceaux connectifs du sinus, ne forment de réseau capillaire que dans le follicule (Ranvier)

Cette différence de vascularisation, jointe aux détails de structure dont nous avons parlé (Finesse des travées et petitesse des mailles dans le follicule) établit une distinction entre le sinus et le follicule.

E. Ganglions lymphatiques.

La structure des Ganglions n'est bien connue que depuis la découverte des procédés de la technique moderne. Leur aspect granulé les avait fait d'abord prendre pour des Glandes, leur injection par les absorbants fit croire qu'il s'agissait d'un simple enroulement des vaisseaux lymphatiques. L'existence d'un tissu propre, soupçonnée par Bichat, fut démontrée par Brücke et par Donders. Enfin Kölliker et Ranvier ont achevé de débrouiller la structure des Ganglions.

Forme et disposition générale:

La forme des Ganglions lymphatiques varie non seulement d'un animal à l'autre, mais encore chez un même animal. Cependant ils se rapprochent tous de la forme ovoïde. Leur hile est représenté par une dépression parallèle au grand axe du Ganglion. Ce hile donne passage aux vaisseaux et aux lymphatiques efférents. Les lymphatiques afférents pénètrent dans le Ganglion, par sa surface. Lorsque l'on fait une coupe d'un ganglion on voit qu'il est composé d'une substance Ganglionnaire limitée par une Capsule.

1° Capsule:

Chez l'homme et la plupart des animaux, elle est formée de tissu Conjonctif dense. Entre les faisceaux connectifs très-serrés se trouvent quelques fibres élastiques et des cellules connectives. ~~Chez les~~ La capsule envoie dans la profondeur du Ganglion, des cloisons qui divisent la substance Ganglionnaire en autant de masses distinctes.

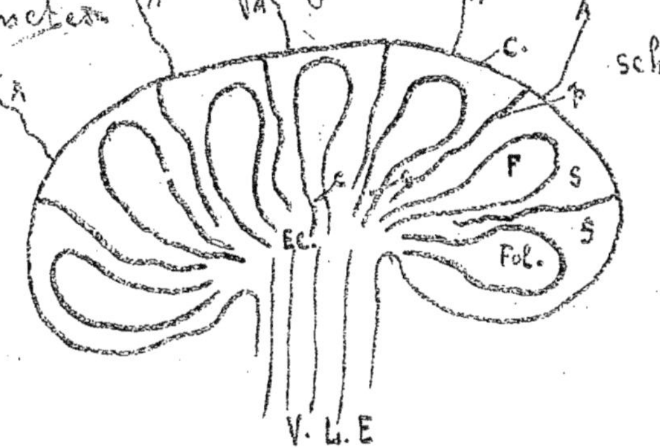

Schéma d'un ganglion.
C. capsule.
p. prolongements capsul.
A. lymph. afférents.
V.L.E. Vaisseaux et lymph. efférents.
C. cordons folliculaires
S. Sinus.
F. Follicules.
EC. Espaces caverneux.

2° Substance ganglionnaire: (1)

La substance ganglionnaires est divisée en masses distinctes par les prolongements de la capsule. Chacune de ces masses représente un follicule clos avec son sinus. Ces follicules ne diffèrent pas, quant à leur structure des follicules de l'intestin.

Nous devons noter seulement leur forme, qui longtemps méconnue a été la cause de la confusion qui règne dans la plupart des descrip-tions des Ganglions lymphatiques.

S. Sinus.
F. follicule
CF. Cordon folliculaire.

Ces follicules, arrondis au niveau de la surface, envoient vers le hile du Ganglion un ou plusieurs prolonge-ments. Ces prolongements se tordent se contournent et forment un lacis de cordons (Cordons folliculaires)

~ ~ ~

(1) Lorsque l'on examine la Coupe d'un ganglion lym-phatique on peut y distinguer deux substances différentes:

1° une substance corticale molle pulpeuse d'un blanc mat. Cet-te substance est formée par la partie arrondie des follicules et leurs sinus.

2° une substance médullaire ou Centrale formée par les prolon-gements des follicules (cordons folliculaires) et de leurs sinus (système caverneux) Cette substance est spongieuse. Elle est rouge lorsque le ganglion est gorgé de sang, jaunâtre quand il en est privé.

En réalité les cordons folliculaires appartiennent aux follicules dont ils ne sont que des prolongements centraux. Nous désignerons, avec A. Ranvier, le follicule ainsi compris sous le nom de système folliculaire.

Les espaces, qui sont compris entre les follicules et les prolongements capsulaires, (sinus) constituent un système caverneux où circule la lymphe.

F Rate.

La rate présente, à étudier une enveloppe et un parenchyme.

Enveloppe:

L'enveloppe est constituée par des faisceaux connectifs et des fibres élastiques comprenant, entre eux des cellules plates. Chez certains animaux elle présente, dans ses couches profondes, des cellules musculaires lisses. Chez l'homme, l'existence de ces cellules est encore douteuse. Par sa face profonde, elle donne naissance à des prolongements qui pénètrent le parenchyme de la rate.

Parenchyme:

Lorsque l'on examine une rate injectée on voit, au milieu d'un réseau très riche, des espaces plus ou moins arrondis où se montrent de nombreux capillaires rappelant la disposition que l'on observe sur les follicules clos de l'intestin. Ces masses constituent les corpuscules de Malpighi, et le tissu splénique dans lequel elles sont plongées porte le nom de pulpe splénique.

a. Pulpe splénique : La pulpe splénique est formée par un réticulum conjonctif à mailles larges. Les travées de ce réticulum possèdent la même structure que le tissu réticulé des ganglions ; elles s'insèrent d'une part aux trabécules envoyés par la capsule dans le sein de la pulpe splénique ; d'autre part aux corpuscules de Malpighi. Les mailles de ce réticulum, sont comblées par des cellules lymphatiques et des globules rouges. La pulpe splénique renferme un réseau veineux très-riche. Les parois de ces veines sont constituées par du tissu conjonctif réticulé condensé.

elles sont tapissées par de grandes cellules endothéliales. (Cornel et Ranvier)

6° Corpuscules de Malpighi: Ils sont, également, formés de tissu conjonctif réticulé ; mais les mailles circonscrites par les travées sont beaucoup plus étroites que dans la pulpe. Ces mailles sont remplies par des cellules lymphatiques et des globules rouges.

Les corpuscules de malpighi possèdent un réseau capillaire analogue à celui des follicules clos.

Les rapports des vaisseaux avec les éléments que nous venons de décrire sont encore un sujet de discussion. L'artère splénique se divise, au niveau du hile de la rate, en cinq ou six branches qui pénètrent isolément dans la glande et briguent une région distincte. Chacune de ces branches se divise en une touffe d'artérioles (Pénicilli) autour desquelles sont disposés les corpuscules de Malpighi. L'artériole qui est en rapport avec un corpuscule de Malpighi, lui fournit des capillaires.

On n'est pas d'accord sur le mode de connexion des capillaires avec les veinules. Avec M. Ranvier nous classerons en trois groupes les hypothèses émises à ce sujet.

1° Les artérioles se continuent directement avec les veinules (Billroth, Schweigger-Seidel)

2° Il existe un réseau capillaire intermédiaire (Axel Key)

3° La communication se fait à travers les espaces limités par les travées fibreuses de la pulpe (Müller)

Les artères et les veines sont entourées de gaines fibreuses issues de la face profonde de la capsule. Elles cheminent d'abord côte à côte, et se séparent lorsqu'elles ont atteint $0^{mm},4$ de diamètre.

Lymphatiques: Les lymphatiques sont assez nombreux, à la périphérie de l'organe. Les lymphatiques profonds sont plus rares on ne connaît pas leurs rapports avec le tissu réticulé.

Nerfs: On y trouve des fibres à myéline et des fibres de Remak. Leur terminaison est inconnue.

G. Amygdales.

Les amygdales sont constituées par des amas de follicules clos et de tissu réticulé. Les follicules (FC), rangés réguliè-rement au dessous de la muqueuse, la soulèvent et forment des saillies séparées par des dépressions. Ces dépressions sont connues sous le nom de Cryptes de l'amygdale. On voit quelquefois, au fond de

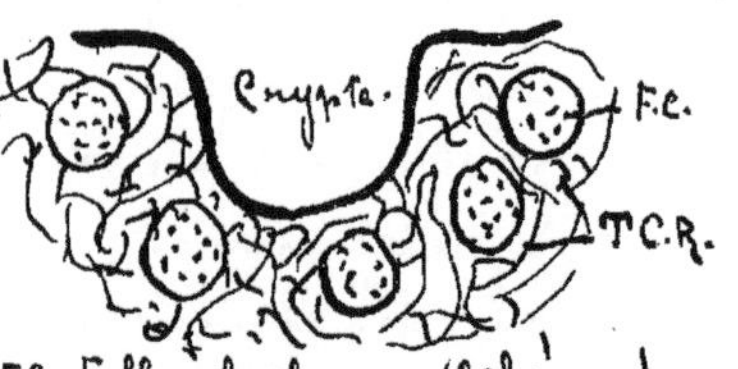

ces cryptes, le canal excréteur d'une glande muqueuse située dans le tissu conjonctif sous amygdalien.

Les follicules (FC) et le tissu conjonctif dans lequel ils sont plongés (TCR) ont la même structure que le tissu réticulé des ganglions lymphatiques.

H. Thymus.

Le Thymus est formé d'une membrane enveloppe et d'un parenchyme.

1º Enveloppe: Elle est constituée par des faisceaux connectifs, des fibres élastiques et des cellules plates. Cette membrane enveloppe envoie, dans le sein du parenchyme, des prolongements qui le divisent en lobes et lobules.

2º Parenchyme: Outre les prolongements de la capsule, le parenchyme comprend, dans sa structure, des follicules clos. D'après Klein, ces fol-licules très distincts à la périphérie du thymus, se fusionnéraient dans les parties profondes de cet organe. À la naissance le thymus commence à s'atrophier. Il est remplacé par du tissu cellulo-adipeux.

II Appareil digestif.

Nous décrivons d'abord le tube digestif proprement dit, nous étudierons ensuite les Glandes annexes du tube digestif (Glandes salivaires, Foie, pancréas)

A Muqueuse buccale.

Épithélium:

L'épithélium de la muqueuse buccale est pavimenteux stratifié. Il présente les caractères suivants: Les cellules superficielles sont aplaties avec un noyau ordinairement allongé Quelquefois rond(a) Dans la couche moyenne les cellules sont plus larges que hautes; dans les couches profondes elles deviennent de plus en plus polyédriques.

Derme:

Le derme est formé de papilles qui sont tapissées par l'épithélium. Il est très-adhérent aux os (Gencives et palais) et est doublé d'une couche conjonctive sous muqueuse.

Les glandes sont situées dans ce tissu conjonctif sous muqueux. Elles sont formées par des culs-de-sacs réguliers à épithélium clair (Glandes muqueuses) Les glandes manquent dans la muqueuse des Gencives et des joues, si l'on ne tient pas compte des glandes qui accompagnent le canal de Sténon. La muqueuse palatine, ne renferme pas de Glandes, à sa partie antérieure, à sa partie postérieure, elle en présente une couche très-épaisse.

La muqueuse linguale (1) renferme aussi, dans son tissu conjonctif sous muqueux, des glandes acineuses. Celles de la face dorsale, présentent un ensemble qui a la forme d'un fer à cheval ouvert en avant. Parmi celles de la face inférieure il faut signaler la glande de Blandin ou de Nühn qui est située à un centimètre en arrière de la pointe.

(1) Voyez organes des Sens.

B. Pharynx.

Les parois du pharynx sont constituées par quatre couches:

1º Couche fibro-celluleuse adhérente aux muscles et peu résistante.

2º Couche musculaire striée (Constricteurs et élévateurs)

3º Couche conjonctive sous muqueuse: Cette couche renferme des Glandes muqueuses en Grappe:

4º Muqueuse:

a. Epithélium: A la partie supérieure du pharynx — (Face supérieure du voile du palais, voisinage des trompes) il est vibratile stratifié; à la partie inférieure il est pavimenteux stratifié.

b. Derme: Le derme, dépourvu de papilles a la partie supérieure du pharynx, présente des papilles rudimentaires à la partie inférieure. Il est abondamment pourvu de follicules clos. Outre des follicules simples on y rencontre des amas de follicules comparables aux amygdales. Ces amas ont pour siège le voisinage de l'orifice des trompes et la partie médiane de la muqueuse.

C. Œsophage:

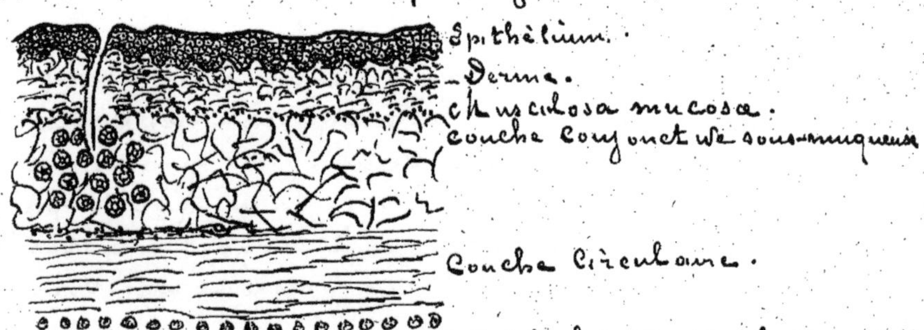

(Schéma Coupe transv.)

L'œsophage est un Canal musculo-membraneux destiné à transporter les aliments du pharynx à l'estomac. Ses parois sont formées de trois couches.

1º Couche musculaire. La couche musculaire est

formée de deux plans de fibres: Le plan superficiel est constitué par des fibres longitudinales. Il est très-épais et coloré en rouge foncé. Le plan profond est circulaire. Il est
pâle mince et est disposé en anneaux parallèles ou croisés à angles aigus.

D'après Mr. Sappey les deux plans de la tunique musculaire sont formés, supérieurement de fibres striées,
et inférieurement de fibres lisses. La limite, sur laquelle
cessent les premières, présente des variations suivant
les individus.

2° Couche conjonctive sous-muqueuse: Elle est formée de tissu conjonctif lâche et adhère fortement à la
tunique musculeuse. C'est dans cette couche que se trouvent des glandules muqueuses en grappe, semblables à
celles du pharynx. Elles sont plus espacées que dans
le pharynx.

3° Muqueuse:
a. Épithélium pavimenteux stratifié.
b. Derme: Le derme possède des papilles et est doublé,
à sa face profonde, d'une couche de fibres lisses, qui le
sépare du tissu conjonctif sous-muqueux. D'après Cadiat
il n'y aurait au niveau du cardia aucune transition
entre la muqueuse œsophagienne et la muqueuse gastrique. Une ligne circulaire marque brusquement la
trace d'union des deux muqueuses, qui se poursuivent
jusque là, chacune de son côté, avec leurs caractères propres.

D. Estomac.

L'estomac présente à considérer quatre tuniques:
1° Tunique séreuse: Elle est formée par deux lames dont la partie moyenne adhère aux faces de l'organe. Au niveau des bords de l'estomac, ces deux lames circonscrivent un espace triangulaire puis s'écartent en se portant vers le foie (Épiploon gastro-hépati-
que) vers l'hypochondre (Gd épiploon) vers la rate (épiploon gastro-splénique. On pourrait donc dire que
la séreuse de l'estomac est formée par l'écartement
des deux lames de la séreuse venant du foie et de la

nate et allant vers le Colon (Sappey

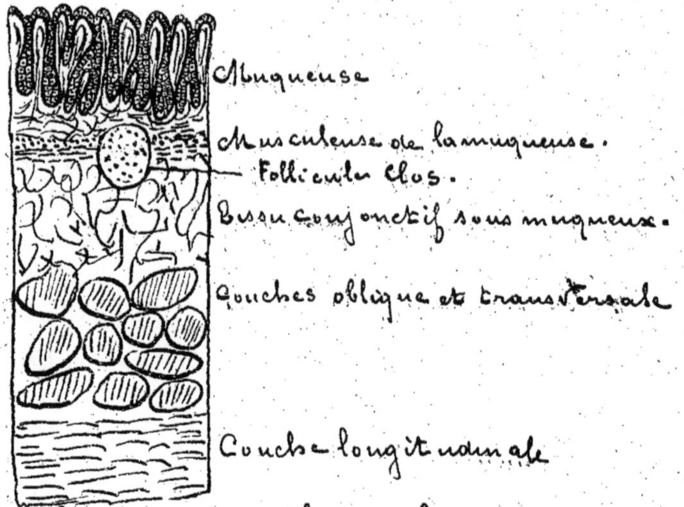

2º Tunique musculeuse: La tunique musculeuse comprend trois plans de fibres: une couche de fibres obliques, une couche de fibres circulaires, une couche de fibres longitudinales.

3º Couche conjonctive sous muqueuse: La couche conjonctive sous muqueuse adhère intimément aux plans musculaires mais très peu à la muqueuse. Elle est assez lâche pour permettre à cette membrane de glisser sur la musculeuse.

4º Muqueuse: Rosée pendant la digestion et pâle quand l'estomac est vide, Cette muqueuse est plus épaisse immédiatement au dessous du pylore que dans toute autre région.

a. Epithélium: Le revêtement épithélial de l'estomac est constitué, d'après M. Ranvier, par une couche de cellules caliciformes.

Ces cellules présentent une extrémité profonde effilée renfermant du protoplasma granuleux et un gros noyau ovalaire. La partie périphérique a la forme d'une cupule et est constamment remplie par du mucus. Leur produit de sécrétion forme une paroi muqueuse continue qui soustrait complètement les cellules épithéliales elles mêmes, ainsi que les tis-

-84-

sus qu'elles revêtent, à l'action du suc gastrique » (Ranvier)
La cellule caliciforme est une véritable glande unicellu-
laire.

7. Derme : Le derme de la muqueuse gastrique est séparé de l'épithélium par une couche hyaline (membrane
basale) au-dessous de laquelle existe un réseau capillaire très-riche. Il est formé de tissu conjonctif très-délicat et est limité, du côté de la sous-muqueuse, par une
couche musculaire lisse. Cette couche (musculosa mu-
cosæ) comprend deux plans de fibres : un plan externe
longitudinal, et un plan interne circulaire. Le derme de
la muqueuse renferme des follicules clos et des glandes.

Glandes gastriques :

Si nous faisons exception de la région du cardia qui
n'est que la continuation de l'œsophage, et possède des
glandes en grappe dans sa sous-muqueuse, nous dis-
tinguerons, dans l'estomac, deux espèces de glandes.

1° Des glandes muqueuses situées dans la région du
pylore;

2° Des glandes à pepsine situées dans le grand cul
de sac et dans la région moyenne de l'estomac.

1° Glandes du pylore :

Les glandes du pylore sont des glandes en tube compo-
Les tubes, qui les constituent présen-
tent une cavité centrale assez volumineuse et sont revêtus d'une
seule variété de cellules.

Ces cellules sont cylindriques allongées et possèdent
un noyau ovalaire.

Le tube excréteur de ces glandes est tapissé par les cellules
du revêtement de l'estomac.

M.M.

Région du pylore.

2° Glandes à pepsine :

Ces glandes ont, également la forme d'un tube ra-
mifié. Elles sont moins volumineuses que les précédentes et possèdent une très-petite cavité centrale.

On y distingue deux espèces de cellules:

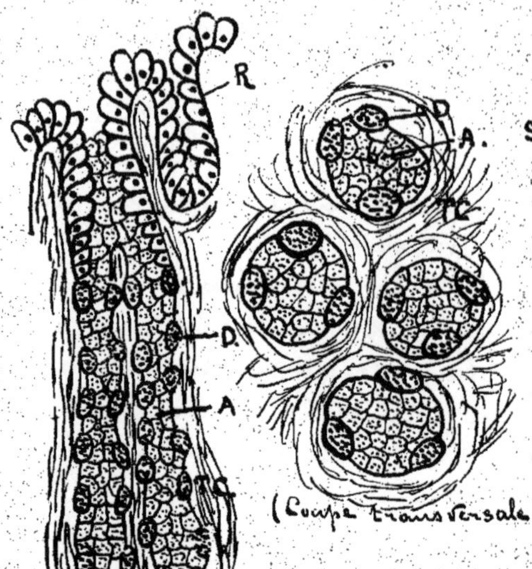

Schéma des glandes à pep-
sine.
R. Épithélium caliciforme
s'enfonçant dans le tube
excréteur.
D. cellules délomorphes
A. Cellules adélomorph..
T.C. Tissu Conjonctif périglandulaire

1° De petites cellules très-granuleuses possédant
un noyau arrondi. Ces cellules sont placées à la limite externe du tube où elles forment un revêtement
presque continu (Cellules Délomorphes ou de revêtement)

2° Des cellules possédant un corps cellulaire très
clair: Ces cellules forment toute la partie centrale
du tube glandulaire; elles restent claires sous l'action des réactifs. (Cellules Adélomorphes ou principales)

La partie excrétante est tapissée par des cellules
caliciformes.

Les Histologistes ne sont pas d'accord sur la signification physiologique des deux espèces de cellules secrétantes.

D'après Kölliker les cellules de revêtement (Délomorphes) produiraient la pepsine et les cellules principales produiraient le mucus.

Cette opinion n'est pas admise par Heidenhain qui pense, contrairement à Kölliker, que

les cellules principales produisent la pepsine et les cellules de revêtement produisent l'acide. [1]

Vaisseaux: Les artérioles du tissu Conjonctif sous-muqueux, se divisent en un très-Grand nombre de capillaires qui pénètrent la muqueuse et forment des mailles réseaux, autour des Glandes et des follicules et immédiatement en dessous de la basale.

Lymphatiques: Deux réseaux:

1° un profond situé immédiatement, au dessous des culs-de-sacs glandulaires.

2° un réseau plus superficiel situé dans la sous-muqueuse.

E. Intestin Grêle

L'intestin Grêle est formé de Quatre tuniques, qui sont de dehors en dedans;

1° Tunique séreuse: Constituée par le péritoine.

2° Tunique musculeuse: Elle comprend deux plans

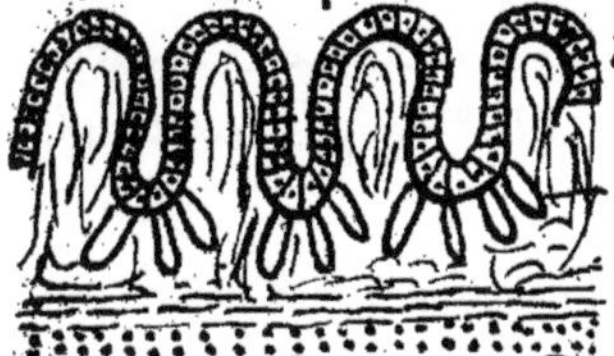

(Schéma)

de fibres lisses:

a. un plan externe de fibres longitudinales, formé de faisceaux aplatis très-minces et séparés par de petits intervalles.

[1] D'après M. Ranvier, la distinction morphologique des cellules des Glandes à pepsine, n'aurait pas une grande importance physiologique. Parmi les vertébrés, les mammifères seuls possèdent les deux espèces de cellules. Il est des animaux, (oiseaux, reptiles, batraciens) qui ne possèdent qu'une seule espèce de cellules et qui ont, cependant, une digestion très active.

t. un plan interne de fibres circulaires. Les faisceaux, qui le constituent sont moins larges mais plus épais. Ce plan est le double, en épaisseur, du précédent.

3° Couche conjonctive sous-muqueuse : Elle est formée de tissu conjonctif lâche.

4° Muqueuse : Rosée dans son tiers supérieur, d'un blanc cendré dans ses deux tiers inférieurs, elle est plus épaisse, mais moins résistante, que la muqueuse de l'estomac. Elle présente à étudier : un revêtement épithélial, des glandes et le derme de la muqueuse avec ses villosités.

a. Épithélium : Le revêtement épithélial de l'intestin grêle est formé par une seule assise de cellules. Il présente deux variétés de cellules : Des cellules cylindriques (a) et des cellules caliciformes (t)

1. Cellules cylindriques (a) Elles présentent un protoplasma granuleux au sein duquel se trouve un noyau allongé suivant l'axe de l'élément. Ces cellules présentent, à leur extrémité libre une sorte de cuticule en forme de plateau. Ce plateau (P) est finement et verticalement strié. On n'a pas pu encore s'entendre sur la signification de ces stries. D'après certains histologistes, elle serait terminée par de petits canaux dont serait creusé le plateau : d'après d'autres auteurs, elles seraient formées par des bâtonnets implantés comme des cils. La partie de la cellule, qui est au dessous du noyau, est irrégulière et présente l'empreinte des cellules caliciformes.

2. Cellules caliciformes (t) Les cellules caliciformes de l'intestin diffèrent de celles de l'estomac par la longueur de leur pédicule (extrémité profonde P') et par la présence au dessus du calice, d'une partie rétrécie (col d.) Le col des cellules caliciformes correspond, dans le revêtement intestinal au plateau des cellules cylindriques. Le calice renferme un bouchon de mucus sillonné par des stries de protoplasma qui viennent des parois de la cellule.

L'extrémité profonde effilée présente du protoplasma granuleux avec un gros noyau ovalaire.

b. Glandes: On trouve, dans l'intestin grêle, deux espèces de Glandes. Des Glandes en Grappe qui n'existent, chez l'homme, que dans le duodénum; (Glandes de Brunner) et des Glandes tubuleuses simples qui existent dans tout l'intestin. (Glandes de Lieberkühn)

1. Glandes de Brunner:

Les Glandes de Brunner forment une couche continue et très serrée dans la portion du duodénum, qui s'étend du pylore à l'embouchure du canal cholédoque, dans le reste du duodénum elles sont plus rares. Ces Glandes sont situées dans le tissu conjonctif sous-muqueux. Les Acini, qui les constituent, sont séparés par du tissu conjonctif entremêlé de fibres lisses venues de la musculeuse de la muqueuse.

La structure, des Glandes de Brunner, varie avec les animaux que l'on considère: Chez l'homme les acini sont tapissés par des cellules muqueuses franches analogues à celles de la sublinguale. Le canal excréteur est tapissé par des cellules semblables mais plus petites. (Ranvier)

2. Glandes de Lieberkühn.

C. Cuticule des cellules.
Cp. Cel. Cylindrique
Cal. cel. caliciforme

Ce sont des glandes en doigt de gant, rarement divisées, et tapissées d'un épithélium qui diffère peu de celui du revêtement de l'intestin. La lumière de ces Glandes est très étroite, elle est marquée par la limite du plateau des cellules. Chez le chien les cellules caliciformes abondent au niveau du Col de la Glande; elles font absolument défaut au niveau du fond. (Ranvier) La membrane propre de ces Glandes est formée par de Grandes cellules membraneuses soudées entre elles.

C. Derme: Le derme de la muqueuse intestinale est formé par un tissu différent du tissu conjonctif

ordinaire, en ce qu'il est infiltré de cellules ressem-
blant aux cellules lymphatiques. Ces cellules doivent cependant être distinguées des globules blancs: Elles ont un
diamètre beaucoup plus considérable et se comportent
différemment vis-à-vis des réactifs. (Cellules lymphoïdes
de Ranvier) Ce derme est limité du côté de la sous-
muqueuse par la musculeuse de la muqueuse, qui est
formé d'un plan externe de fibres longitudinales et
d'un plan interne de fibres circulaires.

Villosités:

Au delà de la surface, le derme de la muqueuse se pro-
longe sous forme des villosités: Ces prolongements prennent, soit la forme arrondie soit la forme lamelleuse.
(Homme) D'après des recherches récentes de M. Ranvier(1)
on trouve, immédiatement au dessous de l'épithélium,
une membrane conjonctive fénêtrée présentant, dans
son épaisseur un réseau capillaire.

Le tissu conjonctif qui constitue la charpente de la
villosité diffère absolument de celui du derme de la muqueuse: Il est, uniquement, constitué par des cellules é-
toilées anastomosées entre elles. (Tissu cytogène de Kölliker)

Outre ces cellules on trouve, dans la villosité, des fibres
cellules, qui sont des prolongements de la musculeuse de
la muqueuse. La richesse de la villosité en fibres lisses
varie avec les animaux.

Vaisseaux sanguins:

Les artérioles de la couche conjonctive sous muqueuse
après avoir traversé la musculeuse de la muqueuse, se
divisent en capillaires qui forment des réseaux:

1° Autour des glandes.

2° autour des follicules.

3° Certaines artérioles pénètrent dans les villosités et y forment, au dessous de l'épithélium, dans l'intérieur même de la membrane fénêtrée, un réseau capillaire serré qui va se jeter dans des veines terminées en cul-de-sac

(1) Cours du Collège de France 1885.

Lymphatiques:.

La muqueuse intestinale renferme des follicules clos et des vaisseaux lymphatiques:

a. Follicules clos: Les follicules, dont nous avons déjà

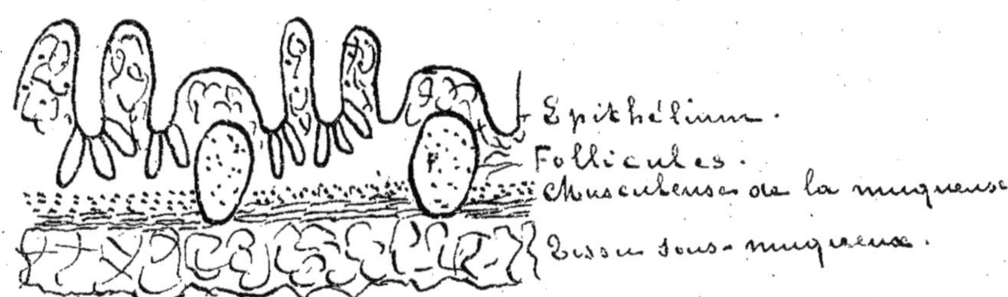

étudié la structure, peuvent être solitaires ou réunis en groupes. Dans ce dernier cas ils constituent les plaques de Peyer. Au niveau des follicules, il n'existe pas de glandes et la musculeuse de la muqueuse est interrompue.

b. Vaisseaux lymphatiques: Chaque villosité est le

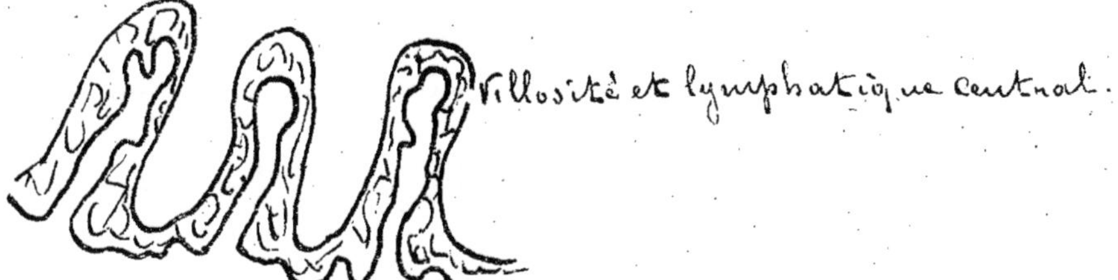

centre d'origine d'un lymphatique qui porte le nom de chylifère central. Il naît par une extrémité renflée présentant des formes variées.

Le chylifère se rend dans un réseau, sis né dans le tissu conjonctif sous-muqueux: ce réseau est formé de capillaires excessivement variqueux. Le chylifère et le réseau sous-muqueux sont formés par une seule couche de cellules endothéliales dentelées.

Du réseau sous-muqueux, partent des vaisseaux, munis de valvules, qui se rendent dans le réseau sous-péritonéal.

Nerfs:

On distingue, dans l'intestin grêle, deux plexus nerveux:

1° L'un est situé dans la sous-muqueuse (Plexus de Meissner)

2° L'autre est placé entre les deux tuniques musculaires. (Plexus d'Auerbach)

Ces deux plexus sont formés de fibres de Remak anastomosées entre elles. Dans les points nodaux du réseau on trouve des cellules ganglionnaires.

F. Gros Intestin.

Les parois du Gros intestin sont constituées par quatre tuniques: Tunique séreuse; Tunique musculeuse, Couche sous-muqueuse et muqueuse:

Les tuniques séreuse et sous-muqueuse ne diffèrent pas de celles de l'intestin grêle.

La tunique musculeuse est également formée de deux plans de fibres lisses: un externe longitudinal et un interne circulaire. Mais les fibres longitudinales ne forment plus une couche continue autour de l'intestin; elles se sont réunies en trois faisceaux longitudinaux (Bandelettes de l'intestin).

La tunique muqueuse diffère, à peine, de celle de l'intestin grêle. Le revêtement épithélial est le même (cellules cylindriques et caliciformes) Les Glandes de Lieberkühn n'y sont pas moins nombreuses que dans l'intestin grêle. La muqueuse est dépourvue de villosités, elle présente des follicules clos très volumineux. Tous ces follicules sont solitaires.

La muqueuse du Rectum s'étend jusqu'à la ligne sinueuse qui sépare cet intestin de la peau. Les glandes et les follicules disparaissent à une distance de 5^{mm} à 8^{mm} au dessus de cette ligne. En même temps l'épithélium devient pavimenteux avec des cellules minces analogues à celles du Vagin.

La musculeuse de la muqueuse, considérablement épaissie, se condense en faisceaux séparés et soulève la muqueuse. (Colonnes de Morgagni) Ce n'est qu'au niveau de la ligne si —

nueuse, qui sépare le rectum de la peau, que l'épithélium acquiert les caractères de l'épiderme.

Annexes du Tube digestif:

Nous décrirons sous ce nom: les Dents; les Glandes salivaires, le Pancréas, le Foie.

A. Dents:

Structure:

La dent arrivée à son complet développement présente, à considérer quatre tissus différents.

1º une couche superficielle (a) recouvrant la couronne (Émail)

2º une couche superficielle (d) recouvrant la racine (Cément)

3º une partie centrale (c) (Ivoire) creusée, à sa partie inférieure d'une cavité (z).

4º. un tissu qui remplit cette cavité (z) (Pulpe dentaire)

1º Émail:

L'émail est le plus dur des tissus qui constituent la dent.

a. Prismes vus de face

b. Prismes vus sur une coupe perpendiculaire.

Inattaquable par les acides, il est formé de prismes disposés, souvent, sur plusieurs couches. Ces prismes présentent des stries obscures. Au niveau de la surface triturante ils s'infléchissent un peu. L'émail est recouvert, au moins sur les jeunes dents, d'une membrane délicate transparente et un peu granuleuse (Cuticule de l'émail)

2º Cément.

Le cément a la structure du tissu osseux. On y rencontre des ostéoplastes de grandes dimensions. (ostéoplastes géants)

3º Ivoire:

L'ivoire est formé d'une substance très-dure (Dentine) plus riche, en sels calcaires, que les os, mais donnant, comme eux, de la gélatine à la coction.

Cette substance est creusée d'une foule de canalicules perpendiculaires à la surface de la dent. (Canalicules de la dentine) Ces canalicules ont un orifice, en forme de cône, dans la cavité centrale, que remplit la pulpe dentaire. Leur trajet est légèrement onduleux. Ils se ramifient, s'anastomosent et présentent, vers leur extrémité périphérique, de petites lacunes qui souvent réunies forment un réseau lacunaire. Ces canaux présentent une cuticule isolable après l'action de l'acide chlorhydrique. (Gaines de Newmann.)[1]

On trouve quelquefois, enclavés dans la dentine, des Globes ayant la même structure qu'elle. Ces globes sont séparés par des lacunes à parois rentrantes arrondies que l'on appelle «espaces interglobulaires» Ils forment quelquefois, à la périphérie de la dentine, une couche continue (Zône des Globes de dentine) Il ne faut pas confondre les lacunes qu'ils circonscrivent avec les cavités anastomotiques de l'extrémité périphérique des canalicules de la Dentine (Bouchet)

4°. Pulpe dentaire:

La pulpe dentaire est uniquement formée de substance amorphe et de cellules du tissu Conjonctif. Elle soutient les vaisseaux et les Nerfs de la dent.

Développement:

Au moment ou le maxillaire n'est représenté que par le cartilage de Meckel, on voit apparaître,

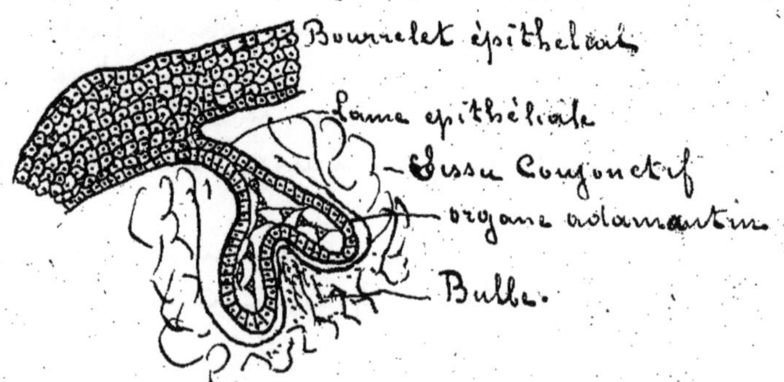

sur la face interne de l'arc maxillaire, un bourrelet épithélial, qui envoie, dans la profondeur du tissu sous —

jacent une lame épithéliale (a) Le bourrelet et la lame n'ont pas la même structure. Le bourrelet est formé de cellules semblables à celles qui forment les couches moyennes de l'épithélium buccal, la lame présente des cellules semblables à celles qui constituent la couche profonde de ce même épithélium.

Bientôt la lame épithéliale donne naissance à un bourgeon formé de deux lamelles épithéliales: Ces deux lamelles ne tardent pas à être écartées par une multiplication des cellules qui se fait dans leur intervalle. Elles constituent alors, un renflement qui a la forme d'une bouteille à ventre très-évasé. Ce renflement est constitué par des cellules superficielles cylindriques et par des cellules profondes étoilées. Ces dernières représentent des cellules épithéliales déformées par la production d'une substance amorphe intercellulaire. Ce renflement porte le nom d'organe adamantin.]

En même temps, le feuillet moyen pousse une papille qui se coiffe de l'organe adamantin. Cette papille (Bulbe dentaire) est composée:

1° à la périphérie d'une zone hyaline qui représente le basement membrane.

2° plus en dessous d'une zone continue de cellules. Ces cellules (odontoblastes) présentent un gros noyau retiré à l'extrémité de la cellule qui regarde la partie centrale du bulbe. L'extrémité, de la cellule, voisine de la membrane basale n'est pas granuleuse comme le reste du corps.

3° Le reste du bulbe est composé de cellules connectives de matière amorphe et de capillaires terminés en anses.

Tout cet appareil est bientôt isolé des parties environnantes par du tissu Conjonctif dense (Paroi folliculaire)

a. Formation de la Dentine:

Les prolongements des odontoblastes pénètrent dans la membrane hyaline de la surface du bulbe. La dentine se dépose autour de ces prolongements. Les couches qui se succèdent repoussent le corps cellulaire qui s'effile de plus en plus. Ainsi se forment les canalicules de l'ivoire.

b. Formation de l'émail:

Quand le chapeau de dentine mesure un millimètre environ de hauteur, la paroi inférieure de l'organe adamantin a été refoulée contre la paroi supérieure. Aussi les cellules moyennes et supérieures sont atrophiées. Les cellules inférieures, qui persistent, secrètent, au niveau de leur extrémité qui est tournée vers l'ivoire, la matière qui constitue les prismes de l'émail.

c. Formation du cément:

Le cément n'apparaît que lorsque la dent a commencé à faire irruption. Il est produit par le périoste alvéolo-dentaire.

Dents permanentes:

En même temps que se forme le sac adamantin, un second bourgeon naît du cordon qui lunit à la lame épithéliale. C'est ce bourgeon qui servira à la formation de la dent permanente.

B. Glandes salivaires:

Les glandes salivaires proprement dites (Parotide, sous-maxillaire, sublinguale) sont des Glandes acineuses composées (en grappe). Les Acini qui les constituent présentent deux espèces de Cellules:

a. Cellules muqueuses: Ces cellules sont très-grandes et claires. Elles présentent une extrémité effilée (E) en rapport avec la membrane propre de la glande et imbriquée avec les cellules voisines; et une extrémité interne (B) arrondie regardant la lumière de la glande. L'extrémité effilée présente un protoplasma granuleux au milieu du quel se trouve un noyau affectant une forme irrégulière. L'extrémité centrale renferme un bouchon de mucus cloisonné par des travées de protoplasma venues de la masse périnucléaire.

6. Cellules séreuses (à ferment, albumineuses) Ces cellules sont très-petites et finement granuleuses.

(Acini séreux.)

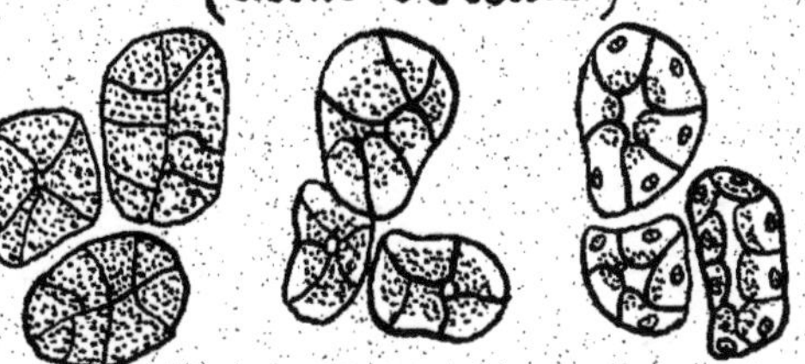

Langley a montré que l'aspect de ces cellules se modifiait pendant la sécrétion: Les granulations nombreuses à l'état de repos, disparaissent pendant la sécrétion. La disparition des granulations commence à la périphérie de la cellule (partie externe) et va en progressant vers la lumière de l'acinus. La cellule à l'état d'activité, devient donc plus claire et laisse mieux voir son noyau.

La prédominance de l'une de ces deux espèces de cellules, a fait diviser les glandes salivaires en trois groupes:

1º Glandes séreuses: Tous les culs-de-sac de ces glandes renferment des cellules séreuses. (Parotide de l'homme et des mammifères etc)

2º Glandes muqueuses: Tous les culs-de-sac renferment des cellules muqueuses. (Sous-maxillaire du chien etc...)

3º Glandes mixtes: Ces glandes, (sous maxillaire de l'homme et sublinguale) possèdent des culs-de-sac à cellules muqueuses et des culs-de-sac à cellules séreuses.

Comme toute glande acineuse, les glandes salivaires présentent à considérer une partie sécrétante et une partie excrétante:

Acini:

Les culs-de-sac Glandulaires ont la forme de tubes allongés, renflés en massue, à leur extrémité libre. Leurs dimensions varient, suivant que l'on Considère les aci-ni séreux ou les Acini muqueux. Les premiers sont relativement volumineux et présentent une lumière Centrale large: les seconds sont plus petits, et pos-sèdent une lumière Centrale très-étroite.

Leur paroi propre est Constituée par des cellules, aplaties, soudées entre elles. Ces cellules présentent, sur la face qui regarde l'acinus, l'empreinte des cellules Glandulaires (Cellules de Boll)

Les Acini séreux présentent une seule espèce de Cellules, les Cellules séreuses.

Les Acini muqueux possèdent deux espèces de cel-lules: Les unes occupent le Centre de l'acinus et pos-sèdent les Caractères des Cellules muqueuses: les autres, petites Granuleuses, sont Comprimées Contre la paroi propre et se montrent sous la forme d'un crois-sant (c) (Croissant de Gianuzzi)

D'après M. Ranvier, les Cellules des Crois-sants de Gianuzzi, et les Cellules du Centre de l'acinus, représenteraient une seule et même Cellule, la cellule muqueuse, à différentes périodes de son fonctionnement.

Il arrive, en effet que les cellules muqueu-ses [1] expulsent le mucus qu'elles ont élaboré. Le protoplasma qui avoisine le noyau, se Gonfle, devient plus abondant et s'avance dans la Cellule, pour rem-placer le mucus à mesure qu'il est éliminé. La cellu-le devient, alors, beaucoup plus petite et plus obscure qu'elle n'était primitivement, elle prend l'aspect des Cellules de Gianuzzi.

Ces modifications ne se produisant

[1] Heidenhain croyait que les croissants de Gianuzzi é-taient des centres de prolifération cellulaire. Les cellules muqueuses, expulsées avec le produit de la sécrétion seraient remplacées par des cellules se produisant à ce niveau.

pas en même temps, dans toutes les Cellules d'un acinus, il n'est pas surprenant de trouver, dans les Acini muqueux, deux espèces de Cellules (Cellules Granuleuses de Giannuzzi et les cellules Claires du centre.

Conduits excréteurs:

Les conduits excréteurs sont formés par une membrane propre (prolongement de la membrane propre des Culs de sac) renforcée, à l'extérieur, par du tissu conjonctif et tapissée, à l'intérieur, de cellules épithéliales.

Cet épithélium, très-aplati dans les conduits qui font suite aux Culs de sac, devient Cylindrique, dans les conduits plus Gros. Les cellules Cylindriques présentent 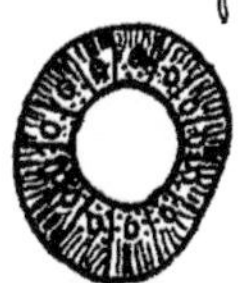 une structure intéressante: La portion comprise entre le noyau et la base de la cellule, présente des stries très-régulières parallèles à son axe.

D'après Pflüger ces stries correspondraient à des terminaisons nerveuses. M. Ranvier pense que cette disposition indique la présence de parties Contractiles, qui agiraient activement pour favoriser l'excrétion. Ce rôle paraît d'autant plus utile que, sur les Conduits des Glandes salivaires, depuis les plus fins jusqu'aux Canaux de Warthon(1) et de Sténon, il n'existe pas une seule fibre musculaire » (Ranvier)

C. Pancréas

Le pancréas est une Glande en Grappe dont la structure offre de Grandes analogies avec les Glandes salivaires. Cependant il doit être écarté du groupe de ces dernières, pour plusieurs motifs. (2)

1° la fixité de structure du pancréas dans la série animale.

2° la structure des conduits excréteurs: Dans les conduits des Glandes salivaires, on trouve un épithélium

(1) Certains auteurs admettent la présence de quelques fibres lisses autour du Canal de Warthon.
(2) Ranvier. Cours du collège de France 1885.

cylindrique strié. Dans le pancréas, on ne trouve pas d'é-
pithélium strié : Il est cubique (Chien), et caliciforme jusqu'à l'orifice duodénal chez le lapin.

3° La Composition chimique du suc pancréatique
qui ne ressemble en rien à la salive.

4° Les Acini ont aussi des Caractères qui les éloignent des Glandes salivaires : Ils possèdent deux espèces de cellules :

a. des cellules centro-acineuses présentant une face rectiligne et des crêtes d'empreinte sur les autres faces. Elles
ont un noyau ovalaire. Souvent on trouve deux cellules se faisant face et semblant limiter un canalicule.

b. des cellules périphériques présentant deux parties
distinctes : une partie externe (par rapport au centre
de l'acinus) obscure et se colorant vivement. Cette partie
renferme le noyau ; une partie interne présentant
de grosses Granulations. Pendant la période de production du suc pancréatique les Granulations diminuent, tandis que le noyau et le protoplasma
croissent.

Enfin, il faut noter, entre les cellules du pancréas, un réseau de Canalicules comparable à celui
des canalicules intralobulaires dans le foie (Ranvier
et Longerbauns)

D. Foie.

Le foie appartient à la Catégorie des Glandes conglobées. Il est décomposable en petites masses polyédriques appelées lobules. D'après M. Sappey, ces lobules
ont 1mm de diamètre et sont au nombre d'un mil-
lion environ (Homme). Ils sont séparés, chez le porc, par
du tissu Conjonctif ; chez l'homme on distingue dif-

-ficielement leurs limites ; Cependant, au point de convergence de trois lobules, on trouve toujours un espace limité par leurs angles mousses. Cet espace (Espace porte EP) présente, sur une coupe, la lumière d'une Veine (Porte), d'une Artère (Hépatique), et d'un ou deux Canaux excréteurs.

Le lobule est formé d'une masse cellulaire de vaisseaux et de canaux excréteurs.

a. Cellule hépatique :

Les cellules hépatiques se présentent sous la forme de polyèdres ayant un nombre de faces variable. Leurs angles sont mousses et présentent l'empreinte des vaisseaux sanguins. Ainsi que l'a indiqué M. Ranvier la cellule hépatique ne possède pas de membrane-enveloppe. Elle est formée d'une lame de protoplasma périphérique (a) envoyant, dans tous les sens des travées, qui s'anastomosent et circonscrivent des mailles, dans lesquelles est contenue la matière Glycogène. (M)

schéma.

Cette matière Glycogène, n'est pas à l'état de Granulation (Claude Bernard) mais à l'état liquide (Ranvier)

Les Gouttes de Graisse, que présentent constamment les cellules hépatiques, sont probablement placées dans les travées et non pas dans les mailles du réticulum [1]

Les cellules hépatiques possèdent un ou deux noyaux sphériques assez volumineux. À l'état normal elles ne présentent pas de Granulations de pigment biliaire.

b. Vaisseaux sanguins.

Le foie reçoit le sang de deux sources différentes :

1° De l'Artère hépatique qui fournit aux parois des vaisseaux et très-peu au lobule.

[1] Ranvier. Cours du Collège de France 1885.

2º De la veine porte: Contrairement à ce que nous savons des vaisseaux, la veine porte forme les capillaires hépatiques. [1] Les branches de cette veine, arrivées au niveau des espaces portes, se divisent, se subdivisent et se jettent dans les lobules voisins. Une branche pourra ainsi former le réseau de trois lobules. Ce n'est donc pas la veine porte qui donne, au lobule, son individualité mais bien comme nous le verrons plus loin la veine sus-hépatique.

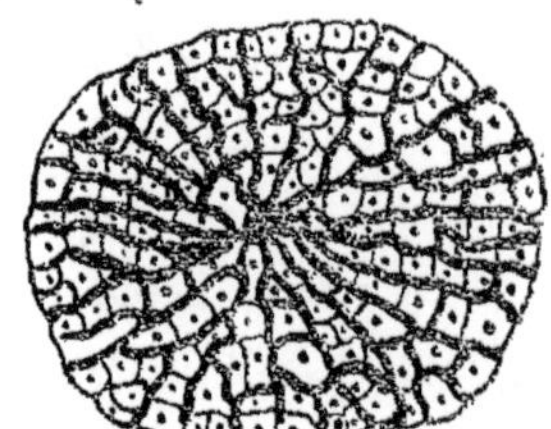

Coupe transv. du lobule.   Coupe longitudinale.
(D'après Schenk.)

Les capillaires portes pénètrent dans le lobule et se jettent dans une veine qui occupe la partie centrale de ce dernier.

Cette veine centrale est une branche de la veine sus-hépatique; elle se termine en cul-de-sac et reçoit les capillaires à différentes hauteurs.

Les capillaires s'étendent de cette veine centrale à la périphérie du lobule, à la manière des rayons d'une roue; ils s'anastomosent dans tous les sens. [2]

[1] Nous savons que les capillaires dérivent des artérioles par simplification de leurs parois. Jamais on ne trouve de veine produisant un réseau capillaire. Les veines se terminent en cul-de-sac, et reçoivent les capillaires qui viennent s'y jeter sous des incidences variables (Ranvier). Cette disposition, très évidente, dans les taches laiteuses du grand épiploon du lapin et dans les papilles du derme, paraît être générale.

[2] Les capillaires sanguins du lobule sont constitués par une lame de protoplasma parsemée de noyaux (Ranvier Cours du Collège de France).

C'est dans les mailles du réseau capillaire que sont jetées les cellules hépatiques: On ne sait pas si ces cellules sont simplement juxtaposées ou si elles sont unies par un ciment. Si ce ciment existe il ne doit pas être très-solide si l'on en juge par la facilité avec laquelle le foie se laisse dissocier. (Ranvier)

C. Canaux excréteurs:

Les canaux biliaires, que nous avons trouvés acco-lés aux rameaux de la veine porte, dans les espaces de Cenom, s'anastomosent entre eux et forment un réseau périlobulaire. Les branches de ce réseau, sont constituées par une membrane propre hyaline, tapissée, à l'intérieur par un épithélium cubique et renforcée, à l'extérieur, par des cellules connectives.

De ce réseau partent des canaux qui se dirigent vers la périphérie du lobule. A mesure qu'ils s'en rapprochent, leurs cellules épithéliales deviennent de plus en plus basses; enfin, à la limite du lobule, elles se sont tellement aplaties qu'elles paraissent s'être allongées dans le sens du canalicule. Jamais ces cellules ne dépasse la première rangée des cellules du lobule: Au delà la paroi des capillaires biliaires n'est plus représentée que par les cellules hépatiques, qui présentent une légère condensation de leur substance à ce niveau. (1)

Les capillaires biliaires forment des mailles serrées autour des faces des cellules hépatiques. Ils ne rencontrent jamais les vaisseaux sanguins qui sont en contact avec les bords des cellules. (Canalicules intralobulaires)

(1) L'épithélium des canalicules intra lobulaires, imaginé par Legros et admis par Ch. Robin n'a jamais été vu par les histologistes. Les élèves de Ch. Robin, eux-mêmes doutent de son existence: Aussi nous ne nous étendrons pas plus longuement, sur la description de cet épithélium fantastique.

III. Appareil respiratoire:

A. Larynx.

Le larynx présente à considérer une charpente et une membrane muqueuse.

Charpente:

Elle comprend les cartilages thyroïde, cricoïde et arythénoïde, formés de cartilage hyalin, et les cartilages épiglottique et de Santorini, constitués par du cartilage élastique. Chez l'enfant, tous les cartilages du larynx sont constitués par du tissu cartilagineux hyalin.

Muqueuse:

1° Épithélium:

L'épithélium est pavimenteux stratifié, sur les deux faces de l'épiglotte et sur les cordes vocales inférieures. Dans les autres parties du larynx, y compris le ventricule, il est vibratile stratifié.

2° Derme: Le derme est séparé de l'épithélium par une membrane basale hyaline. Au niveau de la corde vocale inférieure, il présente de nombreuses papilles. Il est très-riche, en cellules connectives, immédiatement au dessous de la basale; plus profondément il est presque exclusivement formé de faisceaux connectifs et de fibres élastiques. Il présente, dans son épaisseur, des follicules clos localisés, chez l'homme, dans le ventricule (Cornil et Ranvier.)

La couche conjonctive sous-muqueuse contient des glandes acineuses dont les culs-de-sac, sont tapissés par des cellules muqueuses. Le conduit excréteur de ces glandes, présente des cellules cylindriques. Les ouvertures de ces glandes sont assez volumineuses pour permettre de les distinguer à l'œil nu.

B. Trachée.

La Trachée est la partie du conduit aérifère qui s'étend du larynx aux bronches.

Charpente:

La charpente de la trachée, est constituée par quinze ou vingt arceaux cartilagineux (cartilage hyalin) placés les uns au dessus des autres, et unis par du tissu fibreux. Ces arceaux sont complétés, en arrière, par des fibres lisses qui s'insèrent aux deux extrémités des arceaux.

Muqueuse:

1° Épithélium: L'épithélium est vibratile stratifié.

2° Derme: Le derme est formé de tissu conjonctif réticulé (Coyne). Il est limité, du coté de l'épithélium par une membrane basale hyaline, sur laquelle sont implantées les cellules épithéliales. Du côté de la couche conjonctive sous muqueuse, le derme, de la trachée, est doublée d'une couche longitudinale de fibres élastiques.

La couche conjonctive sous-muqueuse renferme des glandes acineuses semblables à celles du larynx. Au niveau de la partie antérieure et des parties latérales de la trachée, elles forment une couche continue; Au niveau de la partie postérieure, elles sont disposées sur plusieurs couches, soit en avant soit en arrière, soit dans l'épaisseur même de la couche musculaire.

C. Grosses bronches.

La structure des Grosses bronches ne diffère pas de celle de la trachée.

Leur paroi présente une muqueuse doublée d'une couche fibreuse riche en fibres élastiques, dans l'épaisseur de laquelle se logent des lames cartilagineuses irrégulières.

D. Poumons.

Le poumon peut être considéré comme un réservoir, à parois molles, circonscrivant une cavité simple communiquant au dehors. Tel est le poumon, à son état rudimentaire, chez les ophidiens par exemple.

Mais si nous le considérons chez des animaux plus élevés en organisation, nous le voyons prendre des dispositions de plus en plus compliquées : La cavité, simple d'abord, présente bientôt des cloisons incomplètes, qui en se multipliant arrivent à former le poumon des Batraciens.

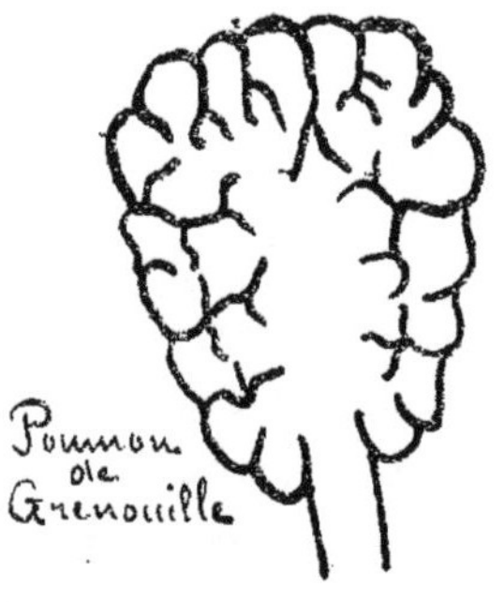

Poumon de Grenouille

Si nous nous élevons encore dans la série animale, nous trouvons, au faîte de cette série, le poumon des mammifères qui est constitué par la réunion d'une foule de ces poumons primitifs des batraciens.

Disposition Générale :

Les poumons simples des Batraciens représentent les lobules du poumon compliqué des mammifères. Ces lobules prennent, dans les parties centrales du poumon, des formes irrégulières. À la périphérie ils ont la forme d'une pyramide, à base tournée vers la surface. Le sommet des lobules est en rapport avec une bronche et les vaisseaux qui l'accompagnent.

Après s'être divisées et subdivisées, les bronches donnent naissance à des bronchioles auxquelles sont suspendus les lobules. (Bronche sus lobulaire) (BSL) La bronche sus-lobulaire pénètre dans le lobule. (Bronche intralobulaire) (BI) et donne naissance d'une façon très-irrégulière aux canalicules respirateurs (Bronches acineuses (BA) Les bronches acineuses se rétrécissent puis forment une sorte d'entonnoir (V. Vestibule) où s'ouvrent quatre à 5 conduits (Conduits alvéolaires. C.) Les

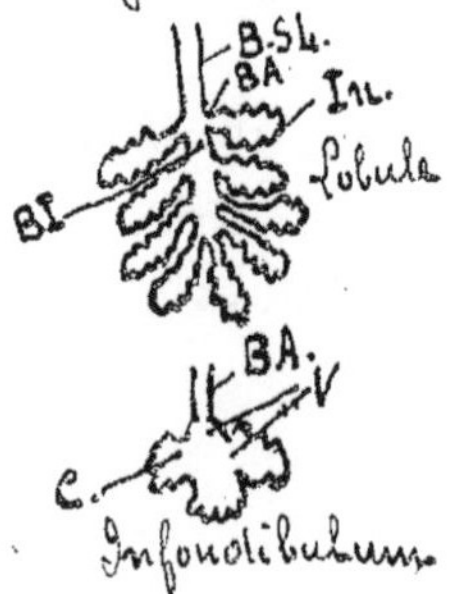

alvéoles s'ouvrent dans les conduits alvéolaires comme les cellules dans le couloir d'une prison. La branche acineuse, le vestibule, les conduits alvéolaires, les alvéoles, constituent un infundibulum pulmonaire.

Structure

Bronches: Du moment où elles sont devenues cylindriques, les Bronches présentent trois couches distinctes:

1° une muqueuse tapissée d'un épithélium vibratile stratifié. Son derme, riche en fibres élastiques, est séparé de l'épithélium par une membrane hyaline. La couche conjonctive sous-muqueuse renferme des Glandes acineuses.

2° une couche de fibres musculaires faisant le tour de la bronche.

3° une couche fibreuse comprenant, dans son épaisseur, les noyaux cartilagineux.

Jusqu'au voisinage des orifices des bronches acineuses, elles conservent les mêmes caractères. Mais, à ce niveau les cellules musculaires, la couche fibreuse et les noyaux cartilagineux qu'elle contient disparaissent.

La muqueuse s'amincit progressivement: son épithélium perd ses cils et se réduit bientôt, à une couche de cellules cubiques. Son derme n'est plus constitué que par le basement membrane doublé de quelques fibres élastiques.

Au niveau des bronches acineuses les modifications sont encore plus profondes: L'épithélium est aplati et le derme de la muqueuse est réduit à quelques fibres élastiques.

Alvéoles: Les alvéoles présentent une charpente de fibres élastiques, tapissée par un épithélium lamelleux.

Tissu Conjonctif: Les alvéoles, d'un même infundibulum, sont séparés par une très-faible couche de tissu conjonctif lâche. Il existe entre deux infundibula voisins, une couche plus considérable. Enfin le tissu conjonctif lâche forme, aux lobules pulmonaires une enveloppe complète qui les sépare des lobules voisins[1]

Circulation pulmonaire :

Artères :

Les artères du lobule proviennent des artères bronchiques et des artères pulmonaires.

Les Bronchiques fournissent, exclusivement, aux bronches. Elles arrivent jusqu'aux dernières ramifications des canaux aériens sans s'anastomoser avec les branches de l'artère pulmonaire.

Les branches, de l'artère pulmonaire, s'accolent aux bronches et gagnent les alvéoles sans s'anastomoser avec les bronchiques. Au niveau des alvéoles elles forment, à leur surface, un réseau capillaire très serré. Les réseaux alvéolaires de deux lobules voisins ne s'anastomosent pas.

Veines :

Les veines naissent d'un réseau péri-alvéolaire. Contrairement aux artères les veines des différents lobules s'anastomosent entre elles.

Lymphatiques :

Les lymphatiques naissent des parois des bronches et des alvéoles. Ils constituent deux réseaux (Intra-lobulaire et péri lobulaire) qui s'anastomosent, au niveau du sommet du lobule.

Nerfs : Les nerfs viennent du Pneumogastrique et du Grand sympathique. Les rameaux du pneumo-gastrique sont destinés aux bronches ; les rameaux du G⁺ sympathique se perdent dans les parois des artères.

[1] Chez le Cerf et le bœuf, on trouve, à la place du tissu conjonctif péri lobulaire, des cavités cloisonnées par des faisceaux connectifs et tapissées par un endothélium sinueux caractéristique des vaisseaux lymphatiques.

IV. Appareil génito-urinaire.

Nous commencerons par décrire l'appareil urinaire. nous ferons ensuite l'étude des organes génitaux mâles et femelles.

Appareil urinaire.

A. Rein.

Le rein est une Glande Conglobée, composée de masses élémentaires appelées lobes. Ceux-ci, très-distincts, chez les jeunes enfants, se fusionnent chez l'adulte.

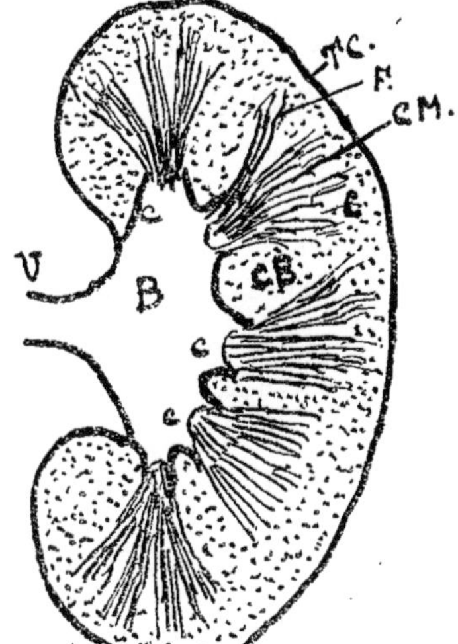

schéma du Rein.

TC. Capsule

c. substance Corticale

CB. Pyramides de Bertin.

CM. Pyramides de Malpighi.

F. Pyramides de Ferrein

C. Calices avec les papilles

B. Bassinet.

V. uretère.

schéma d'un lobe

Chaque lobe a la forme d'une pyramide dont le sommet, tourné vers le bassinet, correspond aux papilles (Pyramides de Malpighi). Sur une coupe intéressant un lobe, nous remarquons que la substance, qui le constitue, se présente avec des Colorations différentes:

La zone périphérique (C) est d'un gris rosé et présente un aspect granuleux (substance Corticale)

La zone Centrale est rouge foncé.

(substance médullaire) Elle présente des stries qui, parties de la papille, se dirigent vers la base de la pyramide. Ces stries jettent des prolongements dans la substance corticale (Pyramides de Ferrein. Irradiations médullaires F)

Dans les intervalles, qui séparent les irradiations médullaires, sont, régulièrement, disposés de petits Corps sphériques (Glomérules de Malpighi)

Les divers aspects de la substance du rein sont dus à la présence de tubes, qui varient dans leur direction leur volume et leur structure.

Origine et direction des tubes urinifères:
Le tube urinifère prend naissance par un renfle-

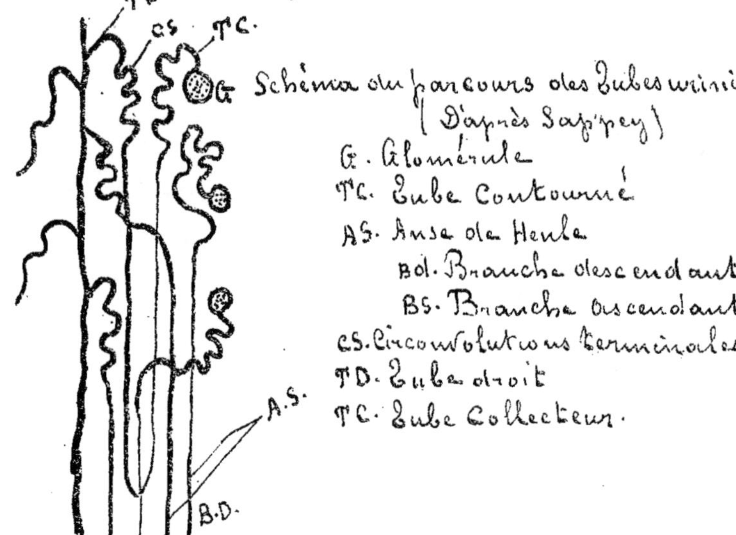

Schéma du parcours des tubes urinifères.
(D'après Sappey)
G. Glomérule
TC. Tube Contourné
AS. Anse de Henle
   BD. Branche descendante.
    BS. Branche ascendante.
CS. Circonvolutions terminales.
TD. Tube droit
TC. Tube Collecteur.

ment ampullaire (Capsule de Bowmann) Après s'être étranglé au point même où il abandonne la Capsule, il se dilate et décrit quelques Circonvolutions (Tube contourné) Il se rétrécit ensuite, tout-à-coup, devient rectiligne et descend dans la substance médullaire (Branche descendante de Henle); Après un trajet de même longueur pour tous les tubes, il se dilate de nouveau, se réfléchit et remonte ent suivant un trajet parallèle à la branche descendante, vers la substance corticale. (Branche ascendante de Henlé) Lorsqu'il est parvenu au niveau des tubes contournés, il décrit une ou deux circonvolutions et se jette par un tube court et droit dans un tube collecteur (Tube de Bellini) Ce tube revêt, ainsi la forme d'une arborescence qui commence à la papille.

En ce qui concerne les rapports des tubes avec les deux substances du rein, on voit que, les tubes contournés sont situés dans la substance corticale. Les tubes collecteurs et les anses de Henlé sont placés dans la substance médullaire et ses irradiations.

Structure des tubes urinifères :

Les tubes urinifères sont formés d'une paroi propre tapissée intérieurement, par un épithélium.

La paroi propre est homogène hyaline ; la paroi L'épithélium varie avec les portions que l'on considère.

a.Capsule :

L'épithélium de la capsule, est constitué par une seule couche de cellules aplaties, polygonales, possédant un gros noyau. Ce noyau est souvent

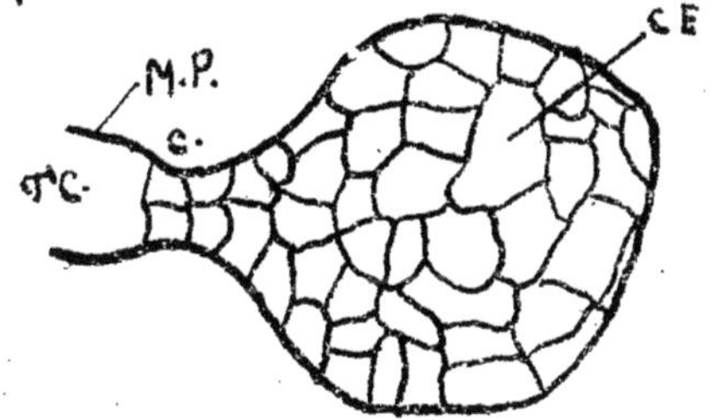

Endothélium imprégné au nitrate d'argent.

T.C. Tube contourné

C. Partie rétrécie unissant ce tube à la capsule.

M.P. Membrane propre

C.E. Cellules endothéliales.

placé excentriquement sur l'un des bords de la cellule ; dans ce cas le noyau de la cellule voisine est placé près du bord correspondant. Cet endothélium se continue sur la partie rétrécie qui unit le tube contourné à la capsule.

7. Tube contourné: La lumière du tube contourné est très étroite. Ces tubes sont tapissés, par des cellules cylindriques, ayant la forme de pyramides tronquées, dont la base correspondrait à la membrane propre du tube. Leur noyau est très-rapproché de leur base. Leur protoplasma, ainsi que l'a montré Heidenhain présente des stries parallèles à l'axe de l'élément.

c. Anse de Henle:

1. Branche descendante: La branche descendante de Henle présente une lumière considérable relativement à son diamètre qui est très petit. Son épithélium est aplati, avec de gros noyaux faisant saillie dans la lumière du tube; il ressemble à l'endothélium des vaisseaux.

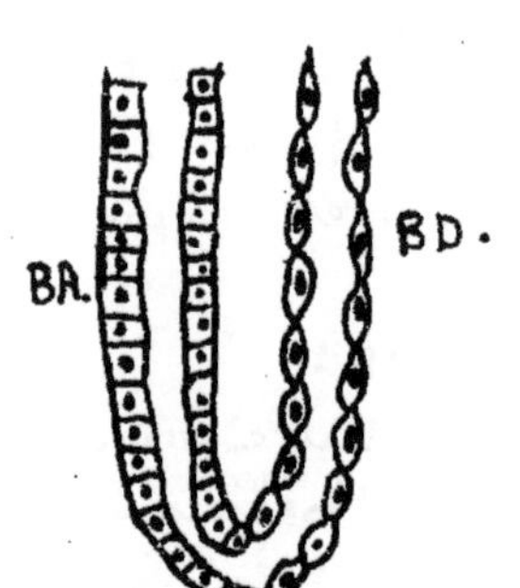

anse de Henle d'après Cadiat

2. Branche ascendante. La branche ascendante de Henle (BA) présente un épithélium cylindrique.

d. Tube d'union:

La partie du tube urinifère, qui unit la branche ascendante au tube collecteur (tube droit et circonvolutions terminales), présente un épithélium strié semblable à celui du tube contourné.

e. Tube collecteur:

Le tube collecteur présente un épithélium cubique.

Tissu conjonctif du rein:

Le tissu conjonctif assez apparent au niveau de la papille, se montre à peine dans les autres parties du rein. Il est réduit à quelques cellules plates appliquées contre les vaisseaux.

Vaisseaux sanguins:

L'artère rénale, après s'être divisée en plusieurs branches, pénètre dans les interstices des lobes (colonnes,

de Bertin (1)) et convergent vers la zone intermédiaire située entre la substance médullaire et la
substance corticale. Là les branches se divisent dichoto-
miquement et s'anastomosent en formant une

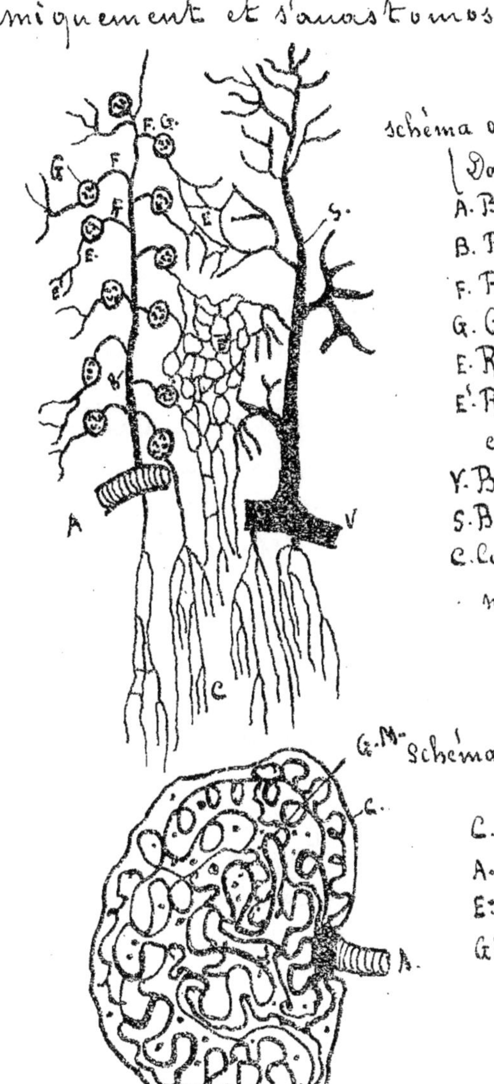

schéma de la circulation du Rein.
(D'après une figure de M. Cadiat)
A. Branche de la voûte artérielle
B. Branche interlobulaire.
F. Rameau afférent du Glomérule
G. Glomérule.
E. Rameau efférent
E'. Réseau capillaire formé par ce rameau.
V. Branche de la voûte veineuse
S. Branche veineuse interlobulaire
C. Capillaires de la substance médullaire.

schéma du Réseau Glomérulaire.

C. Capsule de Bowman
A. Artériole Afférente.
E. Vaisseau efférent.
G.M. Capillaires du Glomérule

arcade dont la concavité est dirigée vers le sommet de

(1) on donne le nom de Colonnes de Bertin à des prolongements
de substance corticale qui s'insinuent entre les pyramides de
Malpighi.

la pyramide.

A. De la Convexité de la voûte artérielle du Rein, naissent des Artérioles, qui cheminent entre les pyramides de Ferrein. Ces Artérioles fournissent les rameaux afférents des Glomérules.

Le vaisseau Afférent se divise, dans l'intérieur de la Capsule de Bowman, en un certain nombre de branches, dont chacune présente des Anses recourbées et fibres à la surface du Glomérule. Ces branches présentent une structure intéressante: Le Glomérule est enveloppé par une mince pellicule protoplasmique semée de noyaux. [1] Chacun de ses Capillaires se trouve dans les conditions d'un Capillaire en voie de développement: Son endothélium n'est pas encore divisé en Cellules, et offre les caractères d'une Cellule, à noyaux multiples, formée par une lame excessivement mince de protoplasma semée de Noyaux [2] En définitive, la disposition des Capillaires Glomérulaires est celle de vaisseaux qui restent Constamment à l'état embryonnaire, c'est-à-dire dans les meilleures conditions pour que la dialyse s'effectue à travers la triple couche constituée par l'endothélium, la membrane propre du Capillaire et la couche protoplasmique périvasculaire.

Le rameau afférent présente, jusqu'à son entrée dans la Capsule de Bowman, une couche de fibres lisses annulaires absolument continue.

Il n'en est pas de même pour le rameau unique, résultat de l'union des Capillaires Glomérulaires

[1] Voici comment M. Renaut explique la présence de cette lame protoplasmique. On sait que certains Vaisseaux Capillaires sont entourés d'une couche de Cellules Connectives, qui leur forment un revêtement discontinu (Perithélium d'Eberth, Couche rameuse périvasculaire de Renaut) M. Renaut assimile la lame protoplasmique péri glomérulaire à la couche rameuse périvasculaire dont les cellules se seraient étalées jusqu'à se Confondre.

[2] Hortolès (Processus Histologique des néphrites)

qui sort de la Capsule généralement accolé ou rameau afférent.

« Ce rameau efférent, plus grêle que l'afférent, ne présente de fibres annulaires qu'au voisinage immédiat de la Capsule de Bowmann. À une très-courte distance de cette dernière, il prend les Caractères d'un Capillaire vrai non musclé. Circonstance intéressante qui a été d'ailleurs mentionnée et figurée par Kölliker, mais sur laquelle il convient de nouveau d'appeler l'attention. En effet, cette disposition montre que non seulement la pression vasculaire, comme l'a indiqué Ludwig, atteint son maximum dans le Glomérule à cause de l'étroitesse du rameau vasculaire efférent, mais encore que cette pression peut être réglée par les alternatives de Contraction et de relâchement des fibres musculaires de ce que l'on pourrait appeler le Sphincter du rameau efférent du Glomérule » [1]

Ce rameau efférent est encore intéressant à un autre point de vue: Au lieu d'aller se jeter dans une veine, comme tous les capillaires, il se résout lui même en Capillaires, qui forment un réseau autour des Glomérules et des tubes Contournés.

B. De la Concavité de la voûte artérielle naissent des artérioles qui descendent vers la papille et forment des réseaux, à mailles rectangulaires, autour des tubes de la substance médullaire.

Les Veines suivent un trajet parallèle à celui des artères. Celles qui naissent de la Capsule forment à la périphérie du rein des figures étoilées (Étoiles de Verheyen)

[1] Hartolès (Processus histologique des Néphrites)

[2] Certains auteurs subdivisent les lobes du rein en lobules: Ces lobules auraient pour centre une Pyramide de Ferrein et seraient formés d'une Couronne de Glomérules.

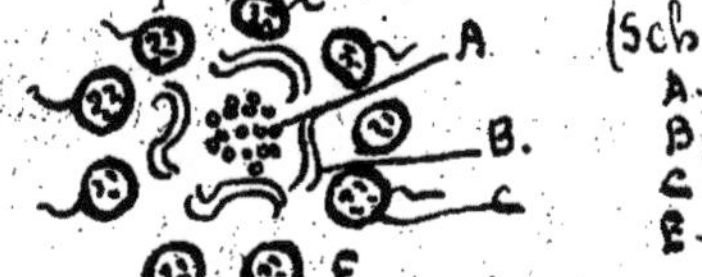

(Schéma du lobule | Coupe transversale
A. Coupe des tubes de la pyr. de Ferrein.
B. Tubes Contournés.
C. Couronne de Glomérules.
E. Espace péri-lobul. où se trouvent les Vaisseaux

B. Bassinets et Uretères.

Les bassinets et les uretères comprennent, dans leur structure, trois tuniques:

1º Tunique externe fibro-élastique, formée de fibres élastiques de faisceaux et de cellules connectives.

2º Tunique moyenne, qui forme la moitié et souvent les deux tiers de l'épaisseur de ce conduit (Sappey). Cette tunique est de nature musculaire. D'après certains auteurs elle serait formée de deux plans de fibres lisses: un externe circulaire, et un interne longitudinal. M. Sappey affirme que les fibres lisses de cette couche s'entrecroisent dans toutes les directions et forment une tunique plexiforme.

3º Muqueuse: Elle est plissée longitudinalement.

Épithélium:

L'épithélium est formé de plusieurs couches: Les cellules profondes sont petites et polyédriques; les cellules moyennes sont polyédriques mais plus grandes, enfin les cellules superficielles présentent, sur leur face profonde, l'empreinte des cellules sous-jacentes.

Derme:

Le derme est très-riche en fibres élastiques. Il ne présente ni glandes ni papilles.

C. Vessie.

La vessie est un réservoir musculo-membraneux qui présente à considérer quatre tuniques.

1º Tunique séreuse formée par le péritoine.

2º Tunique musculeuse qui comprend, d'après M. Sappey, trois plans de fibres lisses:

a. un plan superficiel de fibres longitudinales.

b un plan moyen de fibres circulaires perpendiculaires aux précédentes.

c. un plan profond ayant une disposition plexiforme

3º Couche conjonctive sous-muqueuse formée de tissu conjonctif lâche.

2° Tunique muqueuse: La muqueuse de la vessie présente une coloration gris cendré.

Épithélium:
L'épithélium est formé de plusieurs rangs de cellules dont l'aspect est assez caractéristique: Les cellules des couches superficielles sont creusées, sur leur face profonde de dépressions arrondies séparées par des crêtes saillantes (a) Ces dépressions reçoivent l'extrémité arrondie des cellules des couches profondes (b) Enfin tout à fait à la surface on trouve des cellules lamellaires très-minces semblables aux cellules superficielles de l'épithélium buccal. Ces cellules se détachent avec une grande facilité.

Derme: Le derme de la vessie ne présente pas de glandes. On trouve quelques papilles au niveau du trigone. (Ladiat)

D. Urèthre.

L'urèthre présente à considérer:

1° une couche musculeuse formée de deux couches de fibres lisses, une longitudinale interne, et une circulaire externe. La tunique circulaire disparaît vers le milieu de la portion bulbeuse, la tunique longitudinale n'existe plus au niveau de la fosse naviculaire. Chez la femme la couche externe est formée de fibres striées (Sappey)

2° Muqueuse: La muqueuse de l'urèthre est jaunâtre. Elle doit cette coloration à la présence d'un grand nombre de fibres élastiques.

Épithélium:
Pavimenteux stratifié jusqu'à 5 où 8^{mm} du méat il devient, à partir de ce point et en allant vers la racine de la verge, cylindrique stratifié.

Derme:
Excessivement riche en fibres élastiques, il présente des papilles principalement dans la portion qui s'étend de la fosse naviculaire au méat. Ces

papilles sont disposées en séries linéaires. (Cadiat)

Le Derme de la muqueuse uréthrale renferme plusieurs sortes de Glandes :

1° Glandes acineuses simples : Ces Glandes, Qui sont des utricules Quelquefois bilobés ou trilobés, sont tapissés d'un épithélium polyédrique. Elles existent surtout à la surface de la muqueuse et sont plus rares chez la femme que chez l'homme.

2° Glandes de Littre : Ce sont des Glandes acineuses Composées. Leurs culs-de-sac, sont tapissés par un épithélium polyédrique, leur Canal excréteur présente un épithélium semblable à celui du revêtement de la muqueuse.

3° Glandes de Cowper : Chaque Glande de Cowper représente une Glande acineuse Composée (en grappe) Leurs culs de sac sécréteurs présentent des Cellules muqueuses.

Appareil génital mâle.

A. Testicule.

Disposition générale :
Le Testicule présente à considérer une enveloppe (Albuginée) et un tissu propre.

Coupe transv. Schéma

Coupe longit. schéma (d'après Pouchet)

E. Épididyme.
C. Canal déférent
CE. Cônes efférents.
RT. Rete testis.
TD. Vaisseaux droits.
TS. Tubes séminifères
C. Capsule.
P. prolongements capsulaires.

1° Albuginée : La membrane Albuginée est une membrane fibreuse d'un blanc bleuâtre épaisse de 1mm environ. Au niveau du bord supérieur du Testicule, elle s'épaissit et constitue une masse ayant la forme d'un coin enfoncé par son sommet, dans le tissu propre de la Glande. (Corps d'Ighmore) C'est des faces latérales de ce coin, que partent des lames fibreuses qui divisent le Testicule en lobules. Le Corps d'Ighmore a une direction parallèle au bord supérieur du Testicule. Il est traversé par les vaisseaux qui se rendent à la Glande.

2. Tissu propre: Le tissu propre du Testicule ressemble à une pulpe jaunâtre. Les Cloisons fibreuses, qui viennent du Corps d'Ighmore, le divisent en lobules pyramidaux dont la base correspondrait à la surface de la Glande.

Ces lobes sont formés de Tubes, longs de 80cm environ, et ayant un diamètre de 6mm12 a 6mm18. Les tubes, séminifères naissent par des extrémités terminées en Cul-de-Sac: ils s'anastomosent entre eux et présentent dans leur trajet, des diverticules en forme de Cæcum.

D'après Haller, les tubes séminifères, après s'être anastomosés, seraient réduits, au niveau du Corps d'Ighmore à une vingtaine environ. [1] à ce niveau ils se redressent, diminuent de Calibre, (Tubes droits) et pénétrent dans un réseau situé dans l'épaisseur du Corps d'Ighmore. (Rete testis)

Le rete testis est formé de 10 ou 12 Canaux placés dans la partie inférieure du Corps d'Ighmore. Ces Canaux ont leur grand axe dirigé dans le sens du Corps d'Ighmore: Comme ils s'anastomosent par des branches très-courtes, ils forment des mailles allongées suivant le Grand diamètre du Testicule.

Les vaisseaux efférents, émergent du rete testis, au niveau de la partie antérieure du Testicule.

[1] D'après M. Sappey le nombre des tubes terminaux serait plus considérable. (Deux à trois cents) Ces tubes, contrairement à l'opinion d'Haller, seraient contournés et auraient un diamètre égal à celui des tubes séminifères.

D'abord rectiligne, chaque canal efférent se pelotonne après un trajet de 8 à 10ᵐᵐ, et forme un cône dont le sommet répond au testicule (cônes efférents). Les cônes efférents se terminent, dans l'épididyme, à des hauteurs différentes.

Structure:

1° Albuginée et tissu conjonctif du testicule:
La membrane Albuginée est formée de tissu fibreux; elle est tapissée, sur sa face externe, par l'épithélium du feuillet viscéral de la tunique vaginale.

Les prolongements interlobaires, de l'Albuginée sont également formés de tissu fibreux. Kölliker y mentionne la présence de quelques cellules musculaires lisses.

Le tissu conjonctif qui sépare les tubes séminifères est constitué par des faisceaux connectifs tapissés de cellules plates ayant un aspect particulier: Ces cellules possèdent un très-petit noyau placé au milieu d'un corps cellulaire parsemé de granulations pigmentaires. Elles sont polygonales et ressemblent aux cellules épithéliales.

2° Tubes séminifères: Les tubes séminifères présentent à considérer, une paroi propre et un épithélium.
a. Paroi propre: La paroi propre est formée de deux

couche lamelleuse
couche hyaline.

Couches distinctes: L'externe paraît formée de lamelles concentriques présentant, çà et là, des noyaux. L'interne est hyaline et se gonfle par la potasse.
b. Épithélium: L'épithélium des tubes séminifères, est dans un état continuel de rénovation. Il sera décrit lorsque nous étudierons la spermatogénèse.
3° Tubes droits et rete testis: L'épithélium des tubes droits (terminaison rétrécie des tubes séminifères TD) est formé d'une seule couche de cellules cubiques. Le rete testis possède des cellules semblables.

1°. **Épididyme**. Le canal de l'épididyme présente une membrane propre, analogue à celle des tubes séminifères, doublée, extérieurement, par une tunique circulaire de fibres lisses et tapissée, intérieurement,

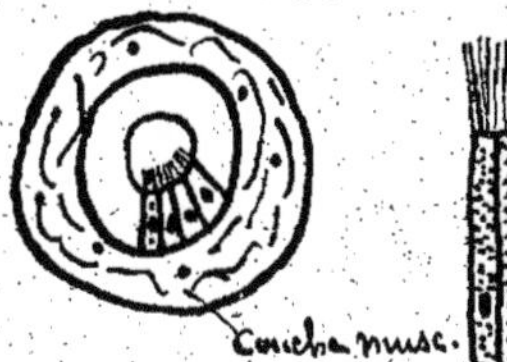

par une couche de cellules vibratiles. Les cils de ces cellules sont extraordinairement longs.

Au niveau de la queue de l'épididyme, cet épithélium devient vibratile stratifié.

Spermatogénèse.

La spermatogénèse est essentiellement constituée par une prolifération des cellules qui tapissent les tubes séminifères.

Ces cellules, qui forment contre la paroi propre de ces tubes deux ou plusieurs assises, présentent deux formes différentes:

1°. Les unes sont de Grandes cellules (a) reposant directement sur la membrane propre du tube, par une extremité en forme de pied. Cette portion renflée, de la cellule présente un noyau ovalaire dont le grand axe est parallèle à celui de l'élément. Au dessus de la base le corps cellulaire se rétrécit, et présente des dépressions séparées par des crêtes. Il se termine du côté de la lumière du tube par une extrémité rameuse (c) dont nous verrons, plus loin, la signification.

2°. La seconde variété de cellules, que l'on trouve dans les tubes testiculaires, est constituée par des éléments arrondis (b) possédant un gros noyau fortement granuleux. Ces cellules sont logées dans les dépressions que présente le corps des cellules précéden-

-tes. Elles augmentent de volume, à mesure que l'on s'avance vers la paroi propre du tube testiculaire.

D'après Ebner, Neumann, Balbiani et la plupart des histologistes, ce sont les grandes cellules qui donnent naissance aux spermatozoïdes.

Il se fait tout d'abord une multiplication du noyau par le procédé de la segmentation indirecte. Les noyaux filles sont bientôt rejetés à l'extrémité de

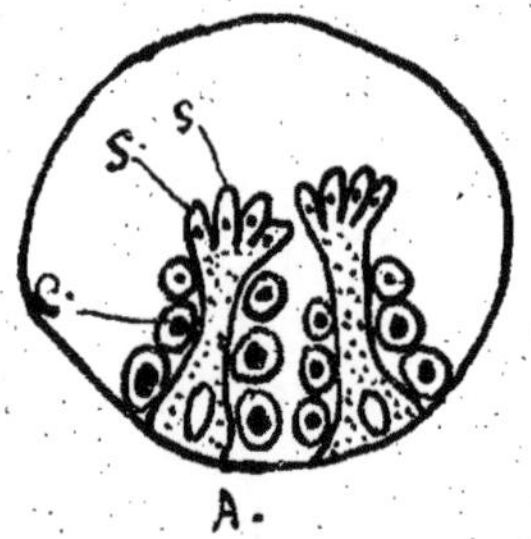
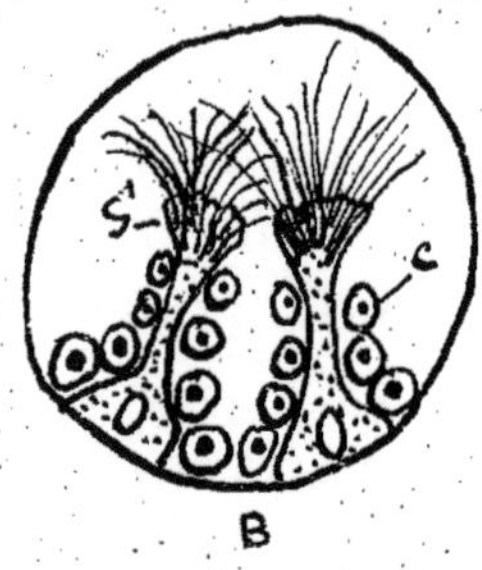

A. Tube testiculaire avec:
S. Spermatoblastes jeunes.
C. Cellules libres.
B. Les spermatoblastes portent des spermatozoïdes entièrement formés.

la cellule qui regarde la lumière du tube. En même temps cette extrémité bourgeonne : les cellules filles produites par ce bourgeonnement, (S) sont disposées à la surface de la cellule, à la manière des grains dans une grappe. Les spermatozoïdes se forment dans chacune de ces cellules qui méritent le nom de spermatoblastes (1). D'après M. Mathias Duval qui a porté ses recherches sur l'escargot, le noyau de chacun de ces spermatoblastes se diviserait en deux parties : l'une de ces parties formerait la tête, l'autre la queue du spermatozoïde.

Il en résulte, pour chaque cellule à pied, un faisceau de spermatozoïdes dont les queues flottent librement dans la lumière du tube testiculaire.

Bientôt les spermatozoïdes se détachent entraînant avec eux une petite portion de la cellule qui leur a donné naissance.

On n'est pas fixé sur les rapports des cellules

(1) Certains auteurs donnent le nom de spermatoblaste aux grandes cellules à pied.

arrondies avec les grandes cellules à pied. (1)

Spermatozoïdes:

Les spermatozoïdes sont des éléments anatomiques doués de mouvements ondulatoires spéciaux.

Ces éléments sont composés d'une partie mince et effilée (Queue) et d'une partie renflée. (Tête)

a. Tête: La tête est aplatie de haut en bas: Elle est convexe sur sa face supérieure et légèrement excavée, surtout en avant, sur sa face inférieure.

b. Queue: La queue représente un appendice filiforme. Son point d'implantation, se fait sur un point, légèrement reporté vers la face excavée de la tête, un peu à la manière du manche d'une cuiller. Au niveau de son point d'implantation la queue présente une petite zone de protoplasma. (2)

Les spermatozoïdes que nous venons de décrire sont les spermatozoïdes de l'homme; la forme de ces éléments anatomiques, varie considérablement avec les animaux.

Le mouvement ondulatoire des spermatozoïdes est soumis aux lois qui régissent celui des cils des cellules vibratiles.

(1) D'après Neumann les cellules arrondies des tubes séminifères représenteraient des spermatoblastes détachés des cellules à pied, et ayant subi une évolution inaccoutumée. D'après Balbiani les cellules représenteraient des cellules à pied encore jeunes.

(2) Le protoplasma représente une portion du spermatoblaste que le spermatozoïde a entraînée avec lui.

B. Canal déférent & Vésicules séminales.

Les Canaux déférents et les Vésicules séminales possèdent la même structure. Ils présentent à considérer trois tuniques qui sont de dehors en dedans :

1° une Tunique fibro-élastique : Elle est formée de fibres élastiques, des faisceaux et de cellules connectives. Elle adhère intimement, par sa couche profonde, à la tunique moyenne.

2° une Tunique moyenne : Cette tunique est formée de trois plans de fibres musculaires lisses : un plan externe longitudinal, un plan interne également longitudinal et un plan moyen circulaire. Ce dernier est, de beaucoup, le plus épais.

3° une Tunique muqueuse : La tunique muqueuse est plissée longitudinalement.

Épithélium : Vibratile stratifié.

Derme : Le derme, de la muqueuse du Canal déférent ne renferme pas de Glandes. Il est doublé, à la face qui regarde la tunique moyenne, d'une Couche de fibres élastiques enchevêtrées dans toutes les directions.

C. Canaux éjaculateurs.

Les parois des Canaux éjaculateurs sont très minces. Ils présentent comme les Canaux déférents : une tunique externe fibreuse, une tunique moyenne musculeuse et une tunique interne muqueuse.

La tunique fibreuse est excessivement ténue.

La tunique musculeuse s'amincit considérablement au niveau de la prostate.

La tunique muqueuse offre la même structure que la muqueuse des Canaux déférents. Cependant les plis qu'elle présente sont moins nombreux. Au niveau de l'utricule prostatique son Épithélium devient pavimenteux stratifié. (Klein)

D. Prostate:

La prostate est constituée par des Glandes en tube et par une trame fibro-musculaire.

Le tissu musculaire tient une place importante dans la Constitution de la prostate; la moyenne partie de cet organe est constituée par du tissu conjonctif entremêlé de cellules musculaires lisses.

Les Glandes viennent s'ouvrir, par dix ou douze canaux excréteurs, de chaque côté du Verumontanum.

Leurs culs de sac sécréteurs sont grêles: Ils sont tapissées par des cellules cylindriques.

Le Canal excréteur est tapissé par deux rangées de Cellules. Une Couche interne de Cellules cylindriques basses, et une couche externe de petites cellules polyédriques. Au niveau de l'orifice, l'épithélium devient pavimenteux stratifié. (Klein)

E. Sperme éjaculé.

Le sperme éjaculé est le résultat du mélange d'un grand nombre de liquides (liquides produits par le testicule, la prostate, les Glandes du canal de l'uréthre). aussi présente-t-il plusieurs éléments figurés. Ce sont d'après Pouchet et Tourneux:

1º Des spermatozoïdes.

2º Des cellules épithéliales provenant de la muqueuse uréthrale et des Glandes.

3º Des leucocytes.

4º Des cristaux de phosphate de magnésie.

5º Des concrétions provenant de la prostate.

6º Des Globules Graisseux.

F. Organes de la Copulation.

Chez le mâle, les organes de la copulation sont représentés par la verge.

La verge présente à Considérer des enveloppes et des corps érectiles.

1º **Enveloppes de la verge:**

Les enveloppes de la verge sont au nombre de quatre.

On distingue de dehors en dedans :

a. une enveloppe formée par la peau.

b. une enveloppe musculaire : (muscle péripénien de Sappey) Elle est formée de fibres lisses circulaires plus ou moins parallèles entre elles.

c. une couche celluleuse très-lâche dépourvue de graisse.

d. une enveloppe élastique: Elle fait suite à l'anneau du ligament suspenseur et s'étend jusqu'à la couronne du gland. Elle est très-peu adhérente aux couches précédentes, mais est intimément unie aux couches sous-jacentes (Artères, Veines, Corps érectiles)

Prépuce:

Les trois premières couches (Peau, couche musculaire, couche celluleuse) s'avancent plus ou moins loin au delà du gland, se réfléchissent et viennent s'insérer au niveau de la couronne. Le prépuce est donc formé par six couches: Les deux couches celluleuses, qui par le fait même de leur réflexion, se trouvent en contact sont adhérentes, chacune à sa couche musculaire, de telle sorte que, quand on tire le prépuce en arrière, elles glissent l'une sur l'autre. Les deux couches musculaires forment une sorte de sphincter, qui va s'attacher en arrière du gland, et constitue là à ce niveau le frein du prépuce. Les glandes sébacées de la peau de la face interne du prépuce portent le nom de glandes de Tyson.

2º **Corps érectiles:** Les corps érectiles (enveloppe spongieuse de l'urèthre, corps caverneux) sont constitués par une masse de tissu érectile emprisonnée dans une enveloppe fibreuse.

a. Enveloppe. L'enveloppe des corps érectiles est composée de faisceaux connectifs et de fibres élastiques entrecroisés.

b. Tissu érectile : Le tissu érectile est essentiellement

Constitué par de larges cavités creusées dans le tissu conjonctif et grandement anastomosées entre elles.

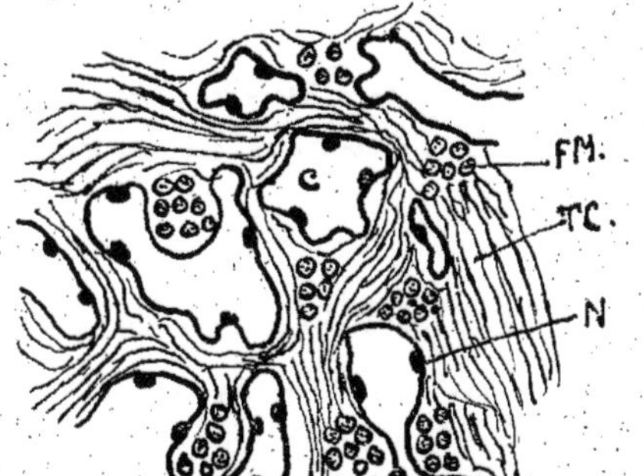

C. Cavités
N. Noyaux des cellules endothéliales
TC. Travées Conjonctives.
F.M. Coupe des fibres musculai-
res lisses.

Ces cavités sont tapissées par un endothélium formé de cellules semblables à celles des vaisseaux sanguins. Legros décrit, au dessous de ces cellules, une membrane propre homogène hyaline adhérant fortement au tissu conjonctif des travées.

Les travées, qui séparent ces cavités, sont formées de faisceaux connectifs entremêlés d'un grand nombre de fibres musculaires lisses. Les fibres élastiques y dominent également.

Les Artères communiquent largement avec les cavités du tissu érectile: elles sont hélicines, comme celles des organes qui sont soumis à de grandes variations de volume.

Gland.

Le Gland est formé par un renflement de l'enveloppe spongieuse de l'urèthre.

Il est formé de tissu érectile et est recouvert par une muqueuse dermoïde à épithelium pavimenteux stratifié. Les cellules des couches superficielles sont lamellaires et ressemblent à celles de la muqueuse buccale.

Le derme présente de nombreuses papilles: on y trouve des terminaisons nerveuses en forme de Corpuscules (Corpuscules de Krause et de Meissner) (Voir Peau).

Appareil génital femelle.

A. Ovaire.

L'ovaire présente à Considérer une Couche superficielle (Couche ovigène) et une Couche Centrale (Bulbe
de l'ovaire).

Couche ovigène

La couche superficielle ou ovigène, est blanchâtre
et relativement ferme: elle Comprend de dehors en

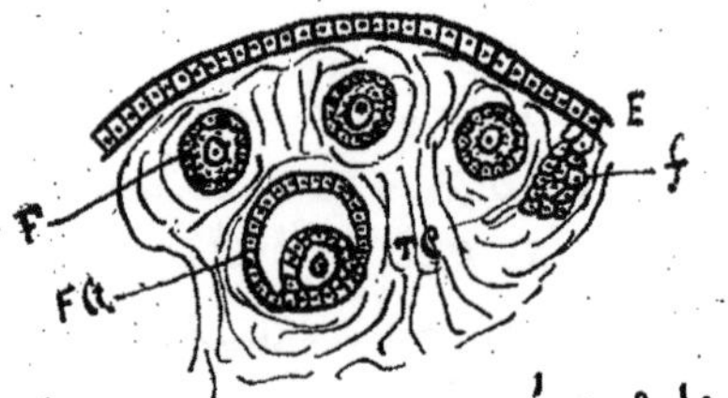

Schéma - Couche ovigène
E. Epithélium germinatif.
G. Involution épithéliale.
F. Follicule jeunes.
F.G. Follicules de de Graaf

dedans:
1º un épithélium (Epithélium germinatif)
2º des Follicules jeunes
3º des Follicules de de Graaf murs.

1º Epithélium:

L'épithélium est Constitué par une seule assise de
petites Cellules cylindriques Il repose directement sur
le tissu conjonctif sous-jacent et forme des involutions
sur lesquelles nous reviendrons plus loin.

2º Follicules jeunes:

Très nombreux chez les jeunes sujets, ils se Composent
d'une membrane propre tapissée d'un épithélium.
Chacun d'eux Contient à son centre, une Grosse cellule qui représente un ovule jeune.

3º Follicules de de Graaf:

Le follicule de de Graaf arrivé à maturité, se
présente Comme une Cavité limitée par une enveloppe
de tissu conjonctif et tapissée intérieurement par
un épithélium.

a. Enveloppe: Elle se Compose d'une membrane
hyaline (paroi propre) et d'une enveloppe de tissu
conjonctif.

La couche Conjonctive présente à Considérer

deux parties: une partie externe, formée de faisceaux connectifs et se confondant avec le Stroma conjonctif de l'ovaire, une partie interne formée de tissu réticulé comprenant dans ses mailles des cellules de forme variée (Cornil et Ranvier) D'après M. Cadiat cette partie interne est uniquement constituée par des cellules plates polygonales, renfermant des granulations pigmentaires. Ces cellules représentent les cellules du tissu conjonctif du testicul

La paroi propre est constituée par une membrane hyaline (Cadiat) D'après certains auteurs, elle est formée par une couche de cellules endothéliales.

6. Epithélium:

Schéma. Follicule de de Graaf mur (1)
6. membrane granuleuse
a. membrane propre
c. Disque proligère
o. ovule.
L. liquide.

L'epithélium forme contre la paroi propre du follicule une couche continue qui porte le nom de membrane granuleuse. Les cellules, qui la constituent, sont irrégulièrement polyédriques ; elles ont un gros noyau et quelquefois des granulations jaunâtres. A la partie du follicule la plus éloignée de la surface de l'ovaire les cellules de la membrane granuleuse forment un épaississement (disque proligère) au centre duquel se trouve l'ovule. La cavité du follicule est remplie par un liquide jaunâtre non filant, renfermant peu d'albuminoïdes précipitables par la chaleur. Il tient en suspension des cellules cubiques détachées de la membrane granuleuse.

Ovule:

L'ovule se présente sous la forme d'une grosse cellule. Il mesure jusqu'à $0^{mm}2$ de diamètre et

(1) Le follicule atteint quelquefois un centimètre de diamètre.

présente une structure assez compliquée : on trouve de dehors en dedans.

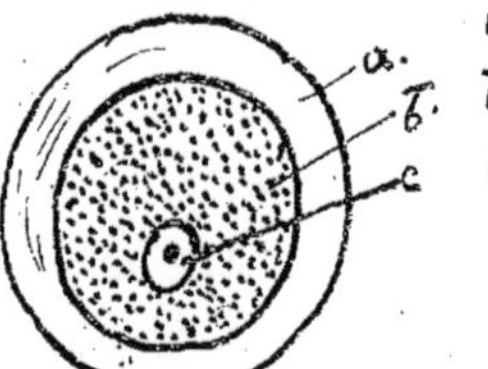

a. Membrane vitelline
b. Vitellus
c. Vésicule germinative avec son nucléole.

a. Une membrane enveloppe (Membrane vitelline) Elle est hyaline, transparente, amorphe et présente une épaisseur de 0ᵐᵐ007 à 0ᵐᵐ01 (chez la femme). Elle est striée suivant les rayons de l'ovule. Chez certains animaux (Poissons) elle est percée d'orifices (Mycropiles) pour laisser passer les Spermatozoïdes.

b. Vitellus : Le vitellus est le type de la substance organisée. Il est mou, visqueuse, finement granuleuse, opaque dans l'œuf adulte. Cette opacité est due à la présence de globules graisseuse. Le vitellus possède la propriété de se rétracter.

c. Vésicule germinative : La vésicule germinative représente le noyau de la cellule qui constitue l'ovule. Elle présente un nucléole (Tâche germinative)

Bulbe de l'ovaire.

La partie centrale de l'ovaire (Bulbe) présente une couleur rougeâtre et une consistance spongieuse. Elle est formée par des éléments divers :

1º Des fibres musculaires lisses, se répandant dans toutes les directions. Elles viennent des ligaments de l'ovaire.

2º Des faisceaux connectifs qui suivent les artères.

3º Des Artères, contournées en tire bouchon (Comme les artères des organes qui subissent de grandes variations de volume)

4º Des veines variqueuses longuement anastomosées.

5º Des lymphatiques.

Le bulbe de l'ovaire sert à soutenir la couche ovigène et à la nourrir.

Évolution des follicules de de Graaf.

Les follicules primordiaux se forment aux dépens de cordons cellulaires provenant de l'involution de l'épithélium germinatif (chez l'embryon)

Ces cordons (tubes de Pflüger) sont formés d'une série de petites cellules, analogues à celles de la membrane granuleuse. Ils renferment, à leur centre, une série de grosses cellules différenciées, représentant les ovules.

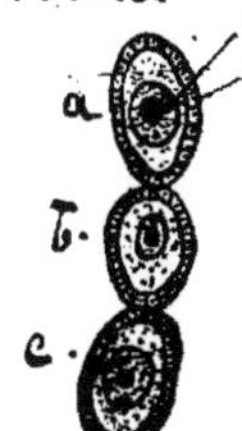

schéma d'un tube de Pflüger segmenté.
a.b.c follicules primordiaux.
1. membrane granuleuse.
2. ovule au centre du segment.

Par suite du bourgeonnement du tissu conjonctif de l'ovaire, ces tubes sont divisés en segments isolés qui constituent les follicules primordiaux..

Au moment de la naissance presque tous les follicules sont formés : ils ont la structure que nous venons de décrire et présentent, seulement, un volume plus considérable.

De la naissance à la puberté, il n'y a que des modifications peu importantes ; mais au moment de la puberté, plusieurs follicules augmentent considérablement de volume. La couche connective de leurs parois, se vascularise et un liquide s'épanche dans leur cavité. À ce moment, la paroi du follicule est en contact avec la périphérie de l'ovaire. Sous l'influence d'une congestion du bulbe de l'ovaire, et de la pression du liquide qu'il renferme, le follicule se rompt et l'ovule est mis en liberté. Ce phénomène constitue la ponte, il coïncide généralement avec la menstruation.

Après la ponte, lorsque le follicule s'est rompu on voit se former ce que l'on a appelé un corps jaune.

Le corps jaune, d'un follicule dont l'ovule a été fécondé, est très-long à se développer et à se résorber.

celui qui résulte de la rupture d'un follicule dont l'ovule n'a pas été fécondé se forme beaucoup plus rapidement. Dans les deux cas voici par quel mécanisme se produisent les corps jaunes.

Au début, la cavité, qui résulte de la rupture d'un follicule, est remplie par un exsudat séro-sanguin qui éveille, dans la membrane enveloppe, une tendance à la prolifération. Il se produit des bourgeons qui s'avancent dans cette cavité, laissant subsister, au centre, un espace étoilé plus ou moins régulier. La néoformation continuant le peu qui restait de liquide est résorbé. Le corps jaune n'est plus alors représenté que par une cicatrice fibreuse.

B. Trompes.

Les trompes présentent à considérer trois tuniques:
1° une tunique externe séreuse constituée par le péritoine.
2° une tunique moyenne musculeuse formée de deux plans de fibres lisses: une externe longitudinal, et un interne circulaire.
3° une tunique muqueuse: La muqueuse des trompes est plissée longitudinalement.
a. Épithélium: Il est cylindrique vibratile.
b. Derma: Le derma ne possède ni glandes ni papilles.

C. Utérus.

L'utérus comprend trois tuniques:
1° une tunique séreuse formée par le péritoine.
2° une tunique musculeuse formée, d'après Ch. Sappey, par trois plans de fibres:
un plan externe de fibres longitudinales et circulaires.
un plan moyen plexiforme.
un plan interne composé, comme le plan externe de fibres longitudinales et transversales.
3° une tunique muqueuse: Très épaisse (à 6^{mm} d'après certains auteurs; la 2^{mm} d'après Ch. Sappey) elle présente une coloration blanchâtre.

Épithélium: Vibratile simple.

Derme: Le derme est formé de faisceaux et de cellules connectives et ne contient pas de fibres élastiques.

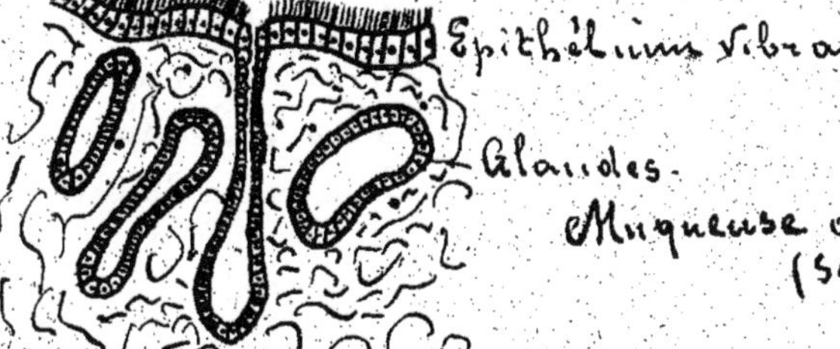

Il présente des Glandes, en tubes simples, tapissés par de petites cellules cylindriques. Les glandes pénètrent jusque dans la tunique musculeuse de l'utérus. D'après certains auteurs ce seraient de simples dépressions épithéliales, destinées à la régénération de la muqueuse utérine.

Au voisinage du col, le derme et les Glandes de la muqueuse diffèrent, énormement, des parties correspondantes de la muqueuse du corps de l'utérus.

Les Glandes sont des Glandes en Grappe: Leurs culs de sac sont tapissés par des cellules caliciformes cylindriques et sécrètent un mucus visqueux.

Le derme de la muqueuse du col renferme principalement des faisceaux connectifs; au voisinage des lèvres on y trouve quelques fibres élastiques.

Organes de la Copulation

Vagin.

Le vagin présente à considérer quatre tuniques:

1° une tunique externe cellulo-fibreuse renfermant le plexus veineux vaginal.

2° une tunique musculeuse composée d'un plan externe de fibres longitudinales, et d'un plan interne de fibres circulaires.

3º une tunique sous-muqueuse formée de tissu conjonctif lâche.

4º une tunique muqueuse, lisse et polie.

Épithélium:

L'épithélium de la muqueuse vaginale est pavimenteux stratifié. Les cellules superficielles sont lamellaires et munies d'un noyau; elles ressemblent aux cellules correspondantes de l'épithélium buccal. Au voisinage de l'hymen il présente une couche cornée très-épaisse.

Derme:

Le derme est riche en fibres élastiques et en faisceaux conjonctifs. Il présente de nombreuses papilles mais manque absolument de Glandes.

Hymen

L'hymen présente la structure de la muqueuse vaginale. On trouve, dans son épaisseur, quelques fibres musculaires lisses.

Vulve

a. Grandes et petites lèvres:

Les Grandes et petites lèvres présentent les caractères de la peau. On trouve sur les grandes lèvres des follicules pileux et des Glandes sébacées.

b. Clitoris:

Le clitoris est formé par du tissu érectile. Il est recouvert par une muqueuse demi-vide; dont le derme renferme un très-grand nombre de corpuscules nerveux.

c. Glandes vulvo-vaginales.

Les Glandes vulvo-vaginales (Glandes de Bartholin) ont la même structure que les Glandes de Cowper du mâle.

Glande mammaire.

La glande mammaire est constituée par une réunion de Glandes en Grappe. Elle est dans un état de rénovation continuelle, se forme et se détruit constamment et n'existe à l'état normal, que sous forme de vestiges. C'est donc l'étude de son évolution qui nous fera le mieux connaître la Glande. (Cadiot)

Comme toutes les glandes en grappe, la mamelle débute par une involution épithéliale. Vers le 2ᵉ mois de la vie fœtale, le derme sous-jacent à la place qu'occupera la mamelle, s'épaissit. Ce n'est que vers le 4ᵉ ou 5ᵉ mois que le cylindre épithélial commence à le pénétrer : bientôt ce cylindre donne naissance à des expansions latérales qui s'allongent et se creusent d'une cavité. Chaqun de ces bourgeons donnera naissance à une Glande.

À la naissance, le tissu périglandulaire se congestionne : il se forme quelques culs-de-sac glandulaires et il se fait même une sécrétion lactée. De la naissance à la puberté, la multiplication des conduits et des culs-de-sac est très lente.

Au moment de la puberté nouvelle formation d'acini et sécrétion lactée.

Pendant la puberté et avant toute grossesse, la glande est représentée par une masse de tissu fibreux, au sein duquel, l'acide acétique fait apparaître des conduits très-fins remplis de petites cellules épithéliales, et présentant des bourgeons en forme de doigt de Gant. C'est de ces bourgeons que naîtront les culs de sac sécréteurs.

Pendant la Grossesse les acini glandulaires se développent et le tissu fibreux prend moins d'impor-

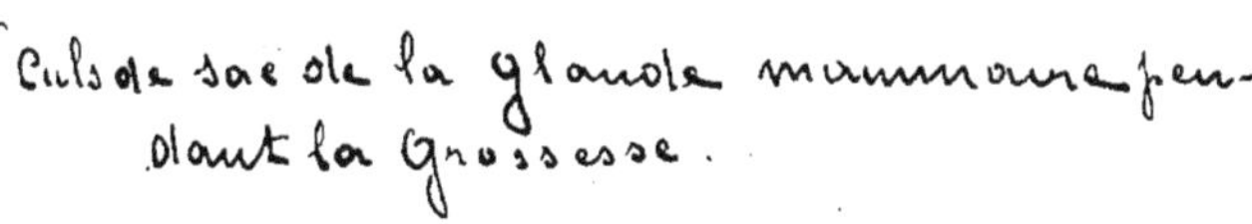

Culs de sac de la glande mammaire pendant la Grossesse.

fance. On peut alors reconnaître de véritables acini séparés par très peu de tissu conjonctif.

Ces acini sont formés, d'une paroi propre hyaline tapissée par des cellules épithéliales polyédriques. Les cellules, qui sont immédiatement appliquées contre cette paroi possèdent un noyau ovalaire et sont uniformément granuleuses. Les autres se remplissent de granulations graisseuses qui bientôt finissent par les distendre. Ces cellules devenues globuleuses, sont rejetées dans la cavité de la glande et expulsées (Sécrétion)

Les conduits excréteurs possèdent, au niveau du mamelon quelques fibres musculaires lisses. Dans le reste de la glande, ils sont formés par une membrane hyaline tapissée par un épithélium cylindrique.

Après la grossesse les culs de sac s'atrophient et sont remplacés par du tissu cellulo-adipeux. La glande présente donc le même aspect qu'avant la grossesse; seulement la plaque fibreuse qui la représentant est dissociée par du tissu cellulo-adipeux.

Troisième partie.

Organes des Sens.

A. Peau

La peau se compose du derme et de l'épiderme.

Derme.

Le derme est constitué par des faisceaux connectifs et des fibres élastiques venus du tissu cellulaire sous-cutané, et formant un feutrage d'autant plus serré qu'on s'approche d'avantage de la surface. Les cellules connectives, se moulent sur ces faisceaux et ont les formes les plus variées. Dans certaines régions, (peau de la paume de la main et de la plante du pied) on y trouve quelques cellules adipeuses.

Le derme de la peau, présente un grand nombre de papilles : les faisceaux connectifs et les fibres élastiques y sont encore plus serrés que dans le derme

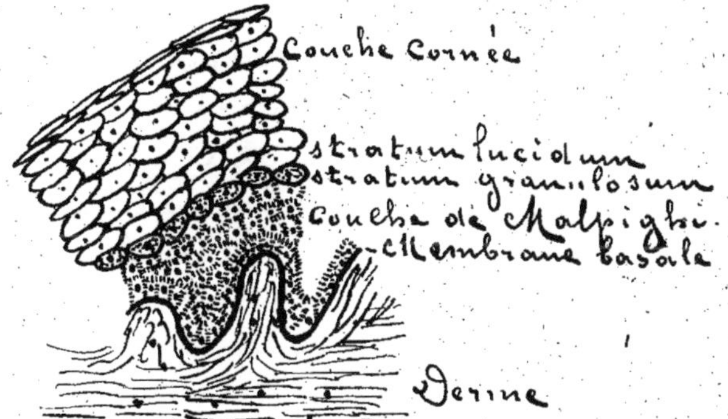

proprement dit. Le derme est recouvert par une membrane basale hyaline. Toutes les papilles, sauf celles qui contiennent des nerfs, possèdent un appareil vasculaire relativement assez développé. On y voit un grand nombre de capillaires, qui se jettent dans une veine centrale terminée en cul-de-sac. On y rencontre, également, un lymphatique se terminant en massue ou en pointe.

Épiderme :

On distingue dans l'épiderme une couche profonde (corps muqueux de Malpighi) et une couche superficielle.

Corps muqueux : Les cellules des parties profondes de cette couche (Lac du corps muqueux) sont polyèdriques. [1] Elles présentent à la limite de leur union, un point illé scalariforme qui a donné lieu à diverses hypothèses.

Schrön le prit pour des canaux creusés dans les parois des cellules.

Schültze pensa, qu'il avait affaire à des piquants qui seraient engrenés, à la façon des roues, dans un engrenage.

Bizzozero admett aussi des piquants, mais qui seraient unis bout-à-bout.

D'après M. Ranvier, les cellules du lac du corps muqueux, seraient formées par un protoplasma filamenteux. Les filaments d'une des cellules pénètreraient dans les cellules voisines et s'y enrouleraient. C'est entre ces filaments que circule le plasma nutritif.

La couche de cellules, qui est immédiatement en contact avec la basale du derme, présente des cellules cylindriques remplies de granulations pigmentaires. Ces cellules présentent les phénomènes de la multiplication cellulaire et servent à la régénération des couches superficielles.

Les couches superficielles du corps muqueux sont profondément modifiées : Elles constituent des couches de transition, entre le corps muqueux et la couche cornée, et forment ce que l'on a appelé le stratum granulosum et le stratum lucidum.

Stratum Granulosum : Le stratum granulosum est formé par une ou deux rangées de cellules qui commencent à s'applatir, et ont perdu leurs filaments d'union. Ces cellules présentent à côté d'un noyau presque atrophié des gouttelettes d'une substance se colorant vivement par le carmin. La présence de cette substance (éléidine) semble liée à la disparition du noyau. (Ranvier)

Stratum lucidum: Les cellules très-aplaties ne présentent plus de noyau. L'éléidine y existe à l'état diffus. Cette couche diffère de la couche cornée en ce qu'elle ne renferme pas de graisse.

Couche cornée:

La couche cornée est composée de cellules aplaties dépourvues de noyau. Leur protoplasma s'est transformé en graisse.

Dépendances de l'épiderme

Nous décrirons sous ce nom le poil, l'ongle et les glandes de la peau.

Poil.

Plus ou moins obliquement implantés dans la peau, les poils se terminent dans le derme par une extrémité renflée, creusée en cupule pour recevoir une papille vasculaire. L'angle obtus, que le poil forme avec la surface de l'épiderme, est sous-tendu par le muscle redresseur du poil, qui s'insère d'une part aux gaines du poil, d'autre part à la partie la plus superficielle du derme.

Structure du Poil.

Le poil se compose de trois parties: l'épiderme, l'écorce et la moelle.

Épiderme: Les cellules de l'épiderme sont aplaties los angiques et s'imbriquent à la manière des tuiles d'un toit.

Écorce: Celles de l'écorce sont fusiformes et remplies de pigment.

Moelle: Celles de la moelle sont arrondies et présentent des granulations graisseuses.

Racine du Poil:

La racine du poil est logée dans un sac (Follicule

pileux) qui présente une structure assez compliquée.

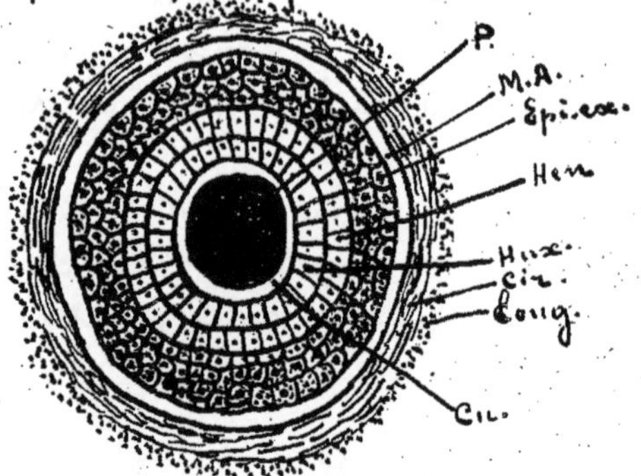

On trouve de dehors en dedans :

1º la Paroi connective du follicule.

2º la Gaine épithéliale externe.

3º la Gaine épithéliale interne.

1º Paroi connective.

La paroi connective du follicule est formée :

a. d'une couche externe de fibres connectives longitudinales.

b. d'une couche moyenne de fibres connectives circulaires.

c. de la membrane Vitrée. Celle-ci est une membrane anhiste. C'est une dépendance de la basale du derme.

2º Gaine épithéliale externe.

Très épaisse, au niveau de la partie moyenne du follicule, elle va en s'amincissant vers la papille. (1) Elle ne renferme pas d'éléidine et par conséquent ne subit pas la Kératinisation épidermique.

3º Gaine épithéliale interne :

La gaine épithéliale interne offre la même épaisseur sur toute son étendue. Elle présente, de dehors en dedans, trois rangées de cellules qui forment : la couche de Henle ; la couche de Huxley, et la cuticule de la gaine épithéliale externe. La couche de Henle présente, entre ses cellules, des fentes dans lesquelles les cellules de la couche de Huxley envoient des prolongements.

(1) Les gaines épithéliales s'étendent de la papille au point où la glande sébacée s'ouvre dans le follicule (col du follicule)

Ainsi que l'a fait remarquer M. Ranvier, les cellules de la gaine épithéliale externe ne proviennent pas de la gaine épithéliale interne.

Si l'on examine la surface de la papille, on voit, tout à fait à son sommet, des cellules remplies d'éléidine. Ces cellules donneront naissance à la moelle du poil.

Plus en dehors, se trouvent des cellules remplies d'une matière brune (matière onichogène). Ces cellules donneront naissance à l'écorce et à l'épiderme du poil.

Enfin, au niveau du col de la papille, se trouvent des cellules pleines d'éléidine. Ce sont elles qui produiront la gaine épithéliale interne.

Si l'on examine, en effet, les parties des couches de Huxley et de Henle qui avoisinent le col de la papille, on remarque que l'éléidine s'étend, assez haut, dans ces couches. Elle s'étend plus haut dans la couche de Huxley que dans la couche de Henle.

Ongles.

Les ongles sont des plaques cornées, formées de cellules applaties qui diffèrent des cellules cornées épidermiques en ce qu'elles renferment un noyau.

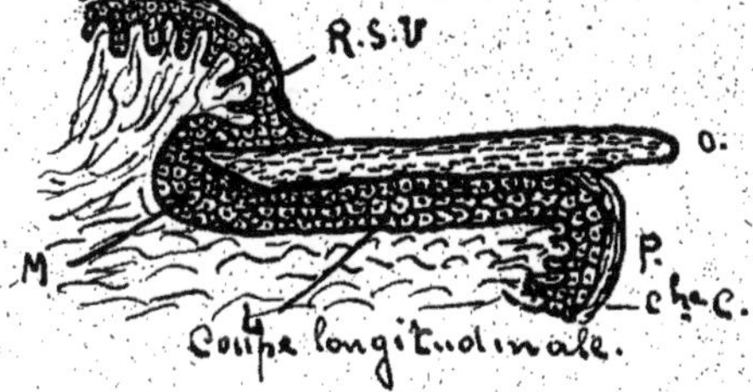

Coupe longitudinale.

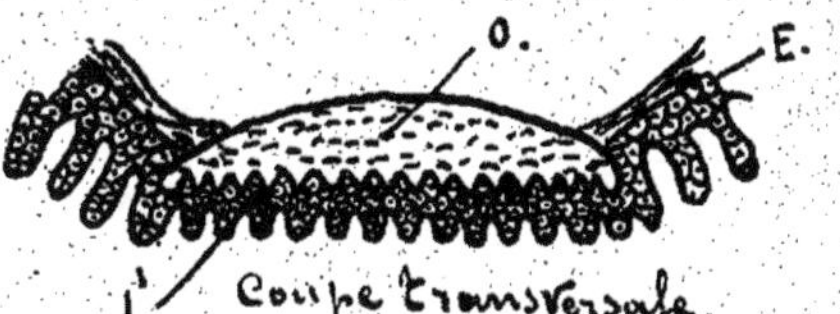

Coupe transversale.

Schéma de l'ongle

O. ongle
R.S.U. Repli sus-unguéal
M. Matrice
L. Lit.
L'. Lit avec les plis longitudinaux.
E. Épiderme des parties latérales.

L'ongle repose, dans toute sa longueur, sur une couche épidermique (lit de l'ongle). Au niveau de la partie postérieure il est taillé en biseau aux dépens de sa face inférieure. À ce point la couche épidermique

-141-

sous-jacente est épaissie (matrice de l'ongle). Toute cette couche épidermique sur laquelle repose l'ongle (lit et matrice) renferme une substance brune (matière onichogène) qui préside à la formation de l'ongle. Le derme du lit et de la matrice ne présente pas de papilles mais des plis longitudinaux parallèles au grand axe de l'ongle.

L'éléidine n'existe que dans le corps muqueux situé au dessous du bord libre de l'ongle (Peau de la pulpe) et au dessus de sa racine. (Repli sus-unguéal). Elle existe aussi dans l'épiderme qui s'avance sur les parties latérales de l'ongle. Dans tous ces endroits, il se forme une couche cornée épidermique.

La couche cornée du repli sus-unguéal s'avance un peu chez l'homme beaucoup chez les animaux, sur l'ongle et forme son épidermicule.

Glandes sébacées.

Les glandes sébacées sont des glandes acineuses composées. Elles sont annexées aux follicules pileux et sont placées entre le poil et le muscle redresseur, de telle sorte que quand celui-ci se contracte il favorise l'excrétion. Elles s'ouvrent dans le follicule.

Structure: Elles sont formées d'une paroi propre hyaline et de plusieurs couches épithéliales. La couche, qui est immédiatement appliquée contre la membrane propre, présente des cellules claires sans granulations graisseuses, et offrant tous les phénomènes de la multiplication cellulaire. Les cellules des autres couches présentent un grand nombre de granulations graisseuses. Celles, qui avoisinent la cavité glandulaire, sont devenues sphériques, leur protoplasma est entièrement transformé en graisse. Ce sont ces cellules qui devenues libres, se détruisent et constituent le sébum.

En général un follicule pileux possède une ou deux glandes.

Glandes sudoripares.

Les glandes sudoripares sont des Glandes en tube simple enroulé en un glomérule. Elles présentent à considérer une portion sécrétante et une portion excrétante.

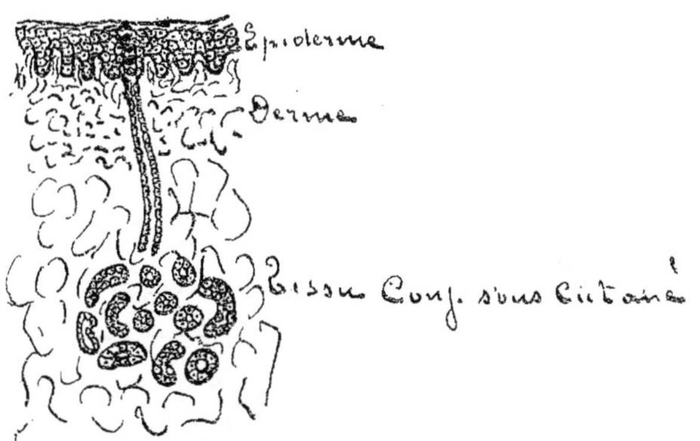

a. Tube sécréteur.

Le tube sécréteur est enroulé d'une façon extrêmement variée (Glomérule) et est logé dans le tissu conjonctif sous-Cutané.

Il présente à Considérer, de dehors en dedans: une enveloppe Connective; une paroi propre, une couche de cellules musculaires, une couche de cellules épithéliales.

Membrane propre: La couche Connective et la membrane propre, sont une dépendance l'une, du tissu conjonctif, l'autre, de la basale du derme.

Cellules musculaires: Entre la membrane propre et la Couche épithéliale, se trouve une rangée de cellules musculaires lisses. Ces cellules adhèrent à la basale par des Crêtes longitudinales; elles sont enroulées en hélice autour du tube sécréteur et ne forment pas une Couche Continue. Il résulte de cette disposition, que Quand elles se Contracteront elles rétréciront et racourciront le tube. deplus, étant discontinues, elles permettront aux Cellules sécrétantes de se mettre en rapport direct avec la paroi propre.

Cellules épithéliales: Ces cellules sont irrégulièrement pyramidales et forment une seule rangée. Leur protoplasma Contient des séries radiées de granulations, Comme les cellules des tubes contournés du Rein.

b. Tube excréteur.

Le tube excréteur présente à considérer: une portion dermique et une portion épidermique.

La portion dermique, généralement rectiligne, présente une paroi propre, Continuation de la paroi propre du tube secréteur, tapissée intérieurement par deux rangées de petites cellules cubiques. Les cellules de la rangée la plus interne présentent une Cuticule très-épaisse.

La portion épidermique est contournée en tire bouchon. Elle est formée uniquement par les cellules de l'épiderme.

Terminaisons nerveuses de la Peau.

La peau de l'homme nous présente à étudier trois sortes de terminaisons nerveuses: les terminaisons intra-épidermiques; les Ménisques tactiles; les Corpuscules du tact. On trouve en outre, dans le tissu conjonctif de certaines régions, des Corpuscules de Pacini.

a. Terminaisons intra-épidermiques.

Certains tubes nerveux, arrivés à la périphérie du derme perdent leur myéline, et s'insinuent entre les cellules du Corps muqueux. Là elles se divisent s'anastomosent et se terminent, toujours au dessous du stratum Granulosum par des extrémités renflées en forme de bouton.

b. Ménisques tactiles.

D'autres fibres nerveuses, après avoir perdu leur myéline au niveau des parties superficielles du derme, se divisent en des groupes de fibrilles. Chacune de ces fibrilles, après avoir décrit un trajet le plus souvent sinueux, atteignent les cellules de la couche profonde de Malpighi. Au niveau de ces cellules, elles se renflent et s'étalent, formant au dessous de chacune d'elles, un ménisque concavo-convexe qui embrasse la face inférieure de la cellule à la manière d'une cupule. (Ménisque tactile) La terminaison en ménisque est rare dans la peau de l'homme.

c. Corpuscules du tact.

Situation: Les corpuscules du tact ou de Meissner abondent dans la peau de la pulpe des doigts et des orteils. (3ᵉ phalange)

Forme: De forme irrégulièrement ovoïde, ils remplissent les papilles dans lesquels ils sont placés. On trouve des corpuscules formés de plusieurs lobes.

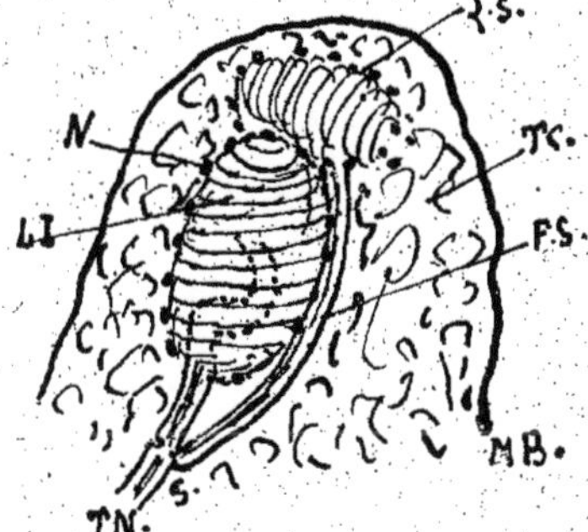

Schéma d'un Corpuscule du tact.
MB. Bas du derme
TL. Tissu conjonctif du derme
LS. Lobe supérieur
LI. Lobe inférieur
TN. Tube nerv. se divis. en S.
FS. Tube nerveux du lobe supér.
N. noyaux des cellules connec-
tives de la périphérie du cor-
puscule.
(D'après une figure de Ranvier)

Lorsqu'on a affaire à un corpuscule simple la fibre nerveuse, qui lui est destiné, le pénètre par son pôle inférieur. Lorsqu'on a affaire à un corpuscule composé, les lobes supérieurs peuvent recevoir des fibres nerveuses distinctes, ou bien une même fibre, se divisant au niveau d'un étranglement de Ranvier, fournit à tous les lobes.

Structure: On distinguait autrefois dans un corpuscule du tact une enveloppe et un bulbe.

Enveloppe: à proprement parler, la membrane enveloppe n'existe pas. on voit seulement, à la périphérie du corpuscule, du tissu conjonctif plus dense, constitué presque entièrement par des cellules.

Bulbe: La fibre à myéline décrit, dans l'intérieur du corpuscule, plusieurs tours de spire: elle se résout en des bouquets de fibrilles sinueuses, qui se terminent par des renflements en forme de boutons. (1)

Corpuscules de Pacini

Siège, forme, volume.

Les corpuscules de pacini sont situés dans le tissu cellulo-adipeux (doigts), autour des ligaments (articulations), au niveau de l'insertion des muscles sur les tendons.

Leur forme est généralement celle d'un œuf; leur volume est considérable; il atteint 1^{mm}.

Structure:

Le corpuscule de Pacini est formé:

1° d'une série de capsules emboîtées les unes dans les autres.

2° d'une cavité centrale.

3° d'un nerf se ramifiant dans cette cavité.

4° de vaisseaux.

1° Capsules:

Au point où le nerf atteint le corpuscule, les lames les plus externes, de la gaine lamelleuse, qui est très épaisse, se séparent et forment les capsules les plus externes. (a). Les lames moyennes s'écartent un peu plus haut (b) et constituent les capsules moyennes. Enfin, les lames internes abandonnent le nerf les dernières, et forment les parois de la cavité.(c) La portion de la gaine lamelleuse comprise dans l'intérieur du corpuscule porte le nom de funicule. (f)

(1) Les corpuscules de Krause (organes génitaux) sont des corpuscules de Meissner très-simples.

Les capsules des corpuscules sont constituées par

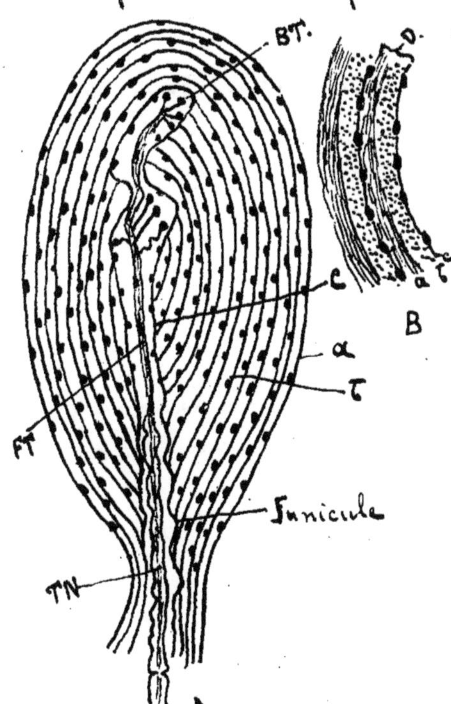

deux couches de faisceaux connectifs : une externe circulaire, et une interne longitudinale. Chaque capsule est tapissée par une couche de cellules endothéliales.

2° Cavité centrale:

La cavité centrale est limitée par la couche endothéliale de la capsule la plus interne : Elle est remplie par une matière granuleuse, arrangée en zônes concentriques et poursemée de noyaux.

3° Nerf:

La fibre nerveuse perd sa myéline dès que la lame, la plus interne de la gaine lamelleuse l'a abandonnée. La fibre terminale reste entourée d'une zone de matière différente de celle de la cavité centrale. Il est probable que ce serait correspond à la gaine de Henle qui se continuerait, d'après M. Ranvier, sur la fibre terminale. Celle-ci correspond au cylindre axe et se résout en un nombre plus ou moins grand de fibrilles, qui se terminent par une extrémité renflée en bouton.

Il arrive souvent qu'une fibre traverse un corpuscule de Pacini sans s'y terminer. Dans ce cas, elle perd sa myéline à l'entrée de ce corpuscule, mais la retrouve à sa sortie, et va se terminer dans un autre corpuscule.

2° Vaisseaux:

Il existe un réseau capillaire très-riche dans les capsules les plus superficielles. Ces capillaires envoient quelques prolongements dans les capsules moyennes.

B. Sens du Goût.

a. Muqueuse linguale

La muqueuse de la face dorsale de la langue présente une série d'élevures connues sous le nom de papilles.

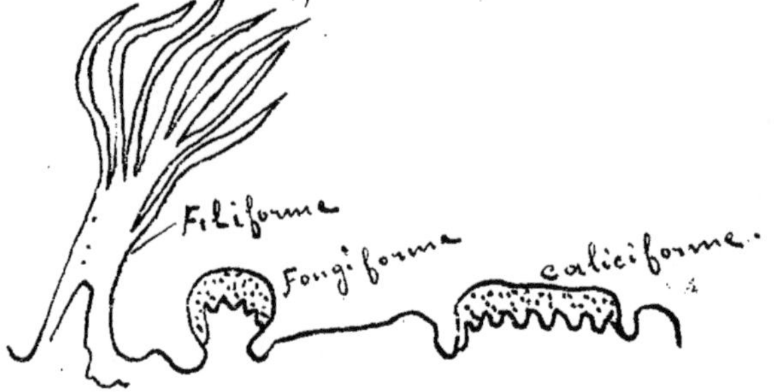

Les papilles présentent quatre formes principales.

1° Caliciformes: Elles forment deux rangées, à l'union du tiers postérieur avec les deux tiers antérieurs de la langue, qui figurent un V ouvert en avant. Elles sont au nombre de huit ou dix. Souvent, celle qui répond au sommet du V fait défaut; elle est, alors, remplacée par une dépression (trou borgne). Chacune des papilles caliciformes est logée dans une dépression ou calice, qui en représente pour ainsi dire le moule, d'où le nom de papille caliciforme.

2° Filiformes: on donne ce nom à presque toutes les papilles qui sont en avant du V lingual; mais il faut distinguer d'après M. Sappey,

a. des papilles très-déliées. (Filiformes proprement dites)

b. des papilles ayant une dépression, à leur centre, entourée par des papilles secondaires visibles à la loupe. (Papilles corolliformes)

c. des papilles coniques ayant leur base adhérente à

la muqueuse (Papilles coniques)

3° Fongiformes : Elles sont situées à la pointe et sur les bords latéraux de la langue. Leur forme est celle d'un cone à base convexe dirigée en haut et dont le sommet adhère à la muqueuse.

4° Lenticulaires : Elles ont la forme et le volume d'une lentille et sont situées : sur les bords de la langue, en arrière du V lingual, près des Amygdales. Leur centre est percé d'un trou borgne.

Epithélium lingual

L'épithélium lingual présente trois couches :

1° une couche profonde, formée de cellules présentant des filaments d'union et offrant tous les phénomènes de la multiplication cellulaire.

2° une couche moyenne, de cellules légèrement aplaties et dépourvues de filaments d'union.

3° une couche superficielle de cellules aplaties lamelleuses possédant un noyau.

On ne trouve, dans l'épithélium, lingual de l'homme ni éléidine ni graisse.

T. Bourgeons du Goût.

Chez les mammifères, l'organe du Goût est représenté par des bourgeons cellulaires.

Forme. Rapports. Situation.

La forme générale des bourgeons du Goût est celle

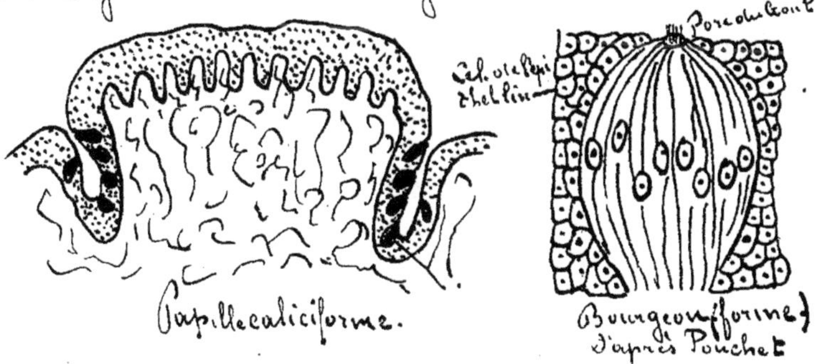

d'une olive. Leur base repose sur le Chorion de la muqueuse et leur extrémité effilée, fait saillie à travers

—149—

un orifice de la couche épithéliale superficielle (Pore du Goût). Chez l'homme, les bourgeons du goût siègent dans les papilles fongiformes et caliciformes. Dans les premières leur disposition est irrégulière; dans les secondes, elles sont situées dans l'intérieur du revêtement épithélial qui limite le sillon séparant la papille du reste de la muqueuse.

Structure:

Les bourgeons du Goût sont placés dans une Capsule.

1. Capsule:

Elle est formée par les Cellules du revêtement épithélial. Ces cellules présentent la même évolution que dans le reste de la muqueuse. Elles sont polyédriques, dans la profondeur, et lamellaires à la surface.

2° Bourgeon:

Le bourgeon du goût est formé par deux sortes de cellules: des cellules gustatives et des cellules indifférentes ou de soutènement.

a. Cellules gustatives: Les Cellules Gustatives sont très-allongées. Elles présentent une extrémité profonde effilée et une extrémité périphérique, également effilée, terminée par un bâtonnet aplati et réfringent. Ce bâtonnet fait saillie à travers le pore du Goût. Le noyau de ces cellules est ovalaire.

b. Cellules de soutènement: Ces cellules sont allongées, mais beaucoup plus larges que les précédentes. Leur noyau est arrondi et elles ne possèdent pas de bâtonnet.

Enfin, au milieu de ces cellules, on trouve des Cellules migratrices chargées de graisse (Ranvier)

C. Glandes du Goût.

On voit déboucher, au fond des sillons qui limitent les papilles caliciformes, le ~~Glan~~ Canal excréteur de Glandes en Grappe situées dans le derme de la muqueuse linguale. Les Acini de ces Glandes sont tapissés par des Cellules séreuses.

D'après certains auteurs, le liquide qu'elles pro-

oluisent serait destiné à balayer les substance sapi-
des, qui ont imprégné les bourgeons, afin de permettre à
la sensation suivante de se faire sentir avec pureté.

C. Sens de l'olfaction.

Chez l'homme, la partie olfactive de la pituitaire
occupe les parties supérieures des fosses nasales. (Méat
et cornet supérieurs; une partie du cornet moyen; et les
parties correspondantes de la cloison.) A ce niveau, elle
est jaunâtre.

Épithélium:

L'épithélium de la pituitaire présente deux sortes
de cellules (Ranvier); des cellules olfactives et des cellules muqueuses ou de soutènement.

1° Cellules de soutènement (a)
Les cellules possèdent un noyau ovalaire situé à la moitié de leur hauteur. Au dessous
du noyau le corps cellulaire est irrégulier,
creusé d'une foule de dépressions, destinées
à loger le corps des cellules olfactives. Au dessus du noyau il est régulièrement cylindrique et présente des granulations angu-
leuses en séries, parallèles au grand axe de l'élément. Ces granulations représentent le protoplasma cellulaire: entre elles se
trouve du mucus. Ces cellules représentent de vérit ab les
glandes muqueuses (Ranvier)

2° Cellules olfactives:
Le noyau de ces cellules est généralement plus arrondi. Leur
protoplasma qui se réduit à une mince couche qui s'accumule
aux deux pôles du noyau. Du pôle profond part un prolongement central mince et variqueux. Du pôle superficiel
où est accumulé une plus grande masse de protoplasma,
part un prolongement cylindrique plus large et terminé par une sorte de bâtonnet.

Chorion:

Le derme de la pituitaire est séparé de l'épithélium
par une membrane basale. Il est très riche en vaisseau

et renferme des Glandes tubuleuses. Les cellules de ces glandes renferment des Granulations jaunes.

D. Sens de la Vue.

L'appareil de la vision se compose d'un organe sensoriel (œil) et de parties accessoires destinées à la protéger.

A. Œil.

Le globe oculaire se compose d'une série de lames (membranes enveloppes) superposées, et de milieux ou Contenus.

Les enveloppes sont, en allant de la superficie à la profondeur: la sclérotique ; la cornée ; la choroïde. l'iris. la Rétine. Les milieux sont, en allant d'arrière en avant : l'humeur vitrée le Cristallin, l'humeur aqueuse.

1° Sclérotique:

La sclérotique est une membrane fibreuse. Son épaisseur diminue d'arrière en avant ; elle est, en moyenne, de un millimètre.

La sclérotique est constituée par des faisceaux connectifs offrant une disposition très régulière: les superficiels sont antéro-postérieurs, ils se continuent avec la gaine du nerf optique. Les profonds sont circulaires et transversaux, ils croisent les précédents à angle droit. Entre ces faisceaux, on trouve des fibres élastiques très-fines et des cellules plates. Ces dernières renferment, au niveau de la face profonde de la sclérotique, des Granulations pigmentaires.

Les vaisseaux proviennent des ciliaires antérieures et des ciliaires courtes postérieures. La sclérotique est plus riche en Capillaires que toutes les autres membranes fibreuses.

2° Cornée.

La cornée est une membrane transparente dont l'épaisseur, moins considérable au centre qu'à la périphérie est de 1^mm environ.

Elle est composée de plusieurs couches de nature et d'importance différentes: Ces couches sont d'avant en arrière:

1º un épithélium
2º une couche limitante antérieure
3º un tissu propre.

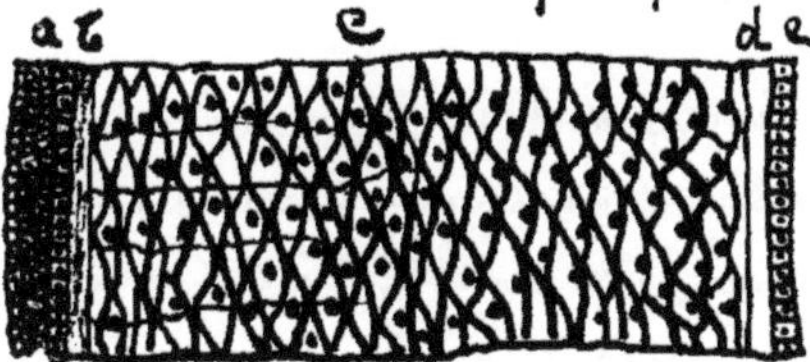

Cornée Schéma

4º une couche limitante postérieure
5º un épithélium.

Épithélium antérieur : (a)

L'épithélium antérieur est pavimenteux stratifié. Les cellules profondes sont cylindriques, les moyennes polygonales et les superficielles aplaties.

Basale ou limitante antérieure (Membrane de Bowmann)

Sur une coupe, la membrane de Bowmann paraît homogène, elle se colore en rose par le picro-carmin (b)

Tissu Cornéen : (c)

C'est un véritable stroma conjonctif formé par des lames séparées par des cellules.

Les lames sont intriquées et anastomosées. Elles sont traversées par des fibres suturales venues de la membrane de Bowmann et qui se colorent en rose comme elle. Cette coloration ne disparaît pas après l'action de l'acide formique. (Cette réaction différencie, la membrane de Bowmann et les fibres suturales, des lames du tissu propre qui se décolorent dans les mêmes conditions.) Ces fibres et la limitante antérieure, sont formées par une substance analogue à celle qui constitue les fibres spirales de Henle. (Ranvier)

Les lames sont constituées par des faisceaux connectifs disposés de façon à ce que les fibres de deux lames voisines soient réciproquement perpendiculaires.

Les cellules, qui se trouvent entre les lames de la cornée, affectent deux formes différentes, suivant les animaux que l'on considère.

Elles ont la forme de corpuscules étoilés et anastomosés par leurs prolongements chez la Grenouille. Chez

- 153 -

L'homme elles ont une forme membraneuse et sont également anastomosées par leurs prolongements. Dans l'un et l'autre cas, elles présentent sur leurs faces, l'empreinte des fibres qui constituent les lames de la cornée.

Outre les cellules que nous venons de décrire, on trouve encore, dans la cornée des cellules migratrices: Celles-ci cheminent, à l'intérieur du tissu cornéen, dans n'importe qu'elle direction, lorsqu'elles pénètrent dans l'intérieur des lames, elles se moulent entre les faisceaux et s'allongent parallèlement à eux. Lorsqu'elles sont entre les lamelles, elles deviennent membraniformes et présentent des crêtes d'empreinte.

Limitante postérieure. (Membrane de Descemet) (d)
La limitante postérieure est appelée, aussi, par les auteurs, Lame élastique postérieure. Elle se colore en rouge orangé par le picro-carmin et se décompose, suivant son épaisseur, en lames excessivement minces.

Épithélium postérieur: (e)
L'épithélium postérieur est formé par un seul rang de cellules aplaties.

Vaisseaux: La cornée ne renferme pas de Vaisseaux.

Nerfs: Elle présente un plexus nerveux assez compliqué.

3. Choroïde.

La choroïde présente à considérer en trois zones, qui sont de dehors en dedans:

1. La lamina fusca
2. La couche des Gros Vaisseaux.
3. La membrane chorio-capillaire ou de Ruysch.

La lamina fusca est formée de faisceaux connectifs, de fibres élastiques, et de cellules connectives. Celles-ci présentent des granulations pigmentaires.

La couche des gros vaisseaux est constituée, par des cellules conjonctives' étoilées, plongées dans de la substance amorphe. Les vaisseaux qui y sont contenus, possèdent une couche musculaire excessivement puissante.

La membrane de Ruysch est essentiellement formée de matière amorphe et d'un réseau capillaire excessivement riche. Les mailles de ce réseau arrondies au fond de l'œil deviennent allongées au voisinage de l'ora serrata.

La choroïde s'épaissit en avant du globe de l'œil pour former les procès ciliaires : ceux-ci sont représentés par de véritables pelotons de capillaires, enroulés et séparés par une très mince couche de tissu conjonctif.

Le muscle ciliaire est placé entre les procès ciliaires et la sclérotique, dont le sépare une mince couche de tissu pigmenté. Il est formé de fibres lisses qui affectent deux directions différentes.

Les fibres les plus extérieures sont antéro-postérieures et se fixent d'une part au bord de la choroïde, d'autre part à la cornée, par un prolongement fibreux (ligament pectiné).

Les fibres profondes sont disposées circulairement (muscle de Müller).

L'Iris.

L'iris est formé d'un tissu propre, recouvert, en avant et en arrière, par un épithélium.

Épithélium antérieur :

L'épithélium antérieur est représenté par une seule assise de cellules pavimenteuses.

Tissu propre :

Le tissu propre de l'iris, est formé par une gangue de tissu conjonctif, dans laquelle sont plongés : des vaisseaux, des nerfs et des fibres lisses (Homme).

Les fibres affectent deux directions :

Dans une étendue de 1 mm environ, à partir du bord pupillaire elles sont circulaires. Dans le reste de l'iris elles sont rayonnantes. Elles forment des faisceaux isolés anastomosés au niveau du bord de la couche circulaire.

Épithélium postérieur :

L'épithélium postérieur porte encore le nom d'Uvée. Il est formé de plusieurs couches de petites cellules polyédriques fortement pigmentées. Les cellules de l'assise superficielle, peuvent présenter un fil tissu dépourvu de pigment, et qui se montre, par suite, sur les coupes d'ensemble comme un mince liseré superficiel. On a souvent décrit ce liseré comme une couche spéciale (membrane Jacobienne) (Bouchet et Bonneau).

5.º Rétine.

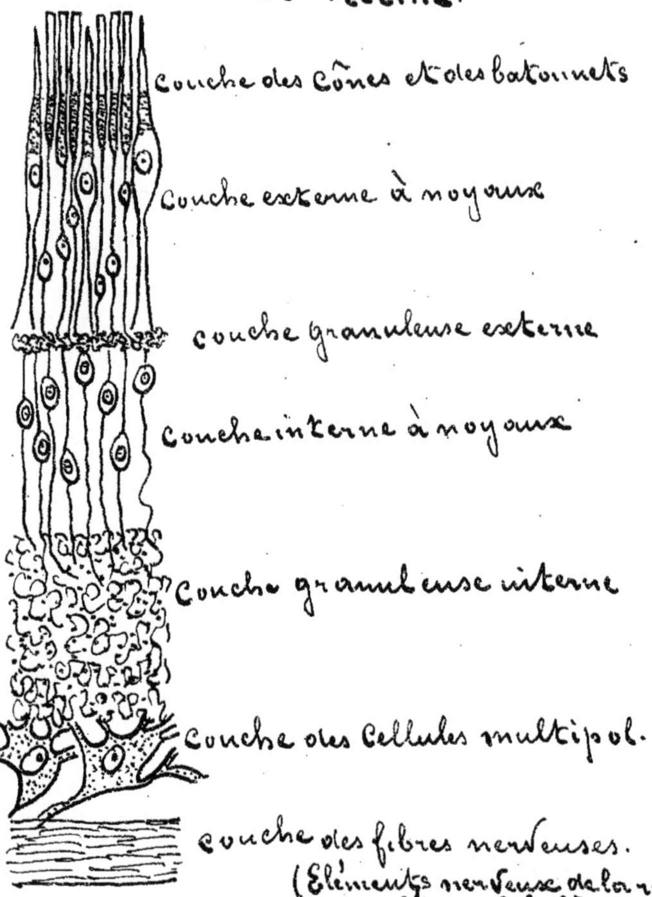

La Rétine est une membrane nerveuse resultant de l'épanouissement du nerf optique. La disposition stratifiée, des éléments qui la constituent, permet d'y distinguer dix couches : Ce sont en allant du Corps Vitré vers la choroïde :

1.º La couche limitante interne en contact avec le Corps Vitré.
2.º La Couche des fibres nerveuses.
3.º Couche des cellules multipolaires.
4.º Couche granuleuse interne [Plexus cérébral]
5.º Couche interne à noyaux
6.º Couche granuleuse externe
7.º Couche externe à noyaux
8 Limitante externe

9º Couche des cônes et des batonnets

10º Couche pigmentaire.

1º Limitante interne :

La limitante interne est une membrane, mince, hyaline, transparente, ayant 0^{mm},701 d'épaisseur. De sa face profonde partent des fibres pyramidales dont la base adhère à la limitante. Ces fibres (Fibres de Müller) traversent toutes les couches de la rétine jusqu'à la limitante externe. Elles émettent des expansions latérales, qui s'anastomosant entre elles, forment un stroma conjonctif criblé d'orifices qui constitue la charpente de la rétine.

2º Couche des fibres nerveuses.

La couche des fibres nerveuses est formée par l'épanouissement du nerf optique. Elle est constituée, uniquement, chez l'homme par des fibres cylindre-axiles entièrement dépourvues de myéline.

3º Couche

La couche des cellules multipolaires est formée par une seule rangée de ces cellules : Elles envoient des prolongements dans la couche des fibres nerveuses et dans la couche granuleuse interne. La couche des fibres nerveuses reçoit de chaque cellule, un seul prolongement qui correspond au prolongement de Deiters. Les prolongements multiples, qui pénètrent dans la couche granuleuse interne, semblent s'y résoudre en un réseau de fibrilles très-fines.

4º Couche Granuleuse interne.

Cette couche très épaisse est constituée par des fibrilles très fines et par une substance grenue. (Névroglie) Les fibrilles sont en connexion avec les prolongements des fibres de Müller.

5º Couche interne à noyaux :

Cette couche est formée par un stroma hyalin, au milieu duquel se trouvent de très nombreux noyaux.

Parmi ces noyaux, les uns appartiennent à des cellules du tissu conjonct. appliquées contre les fibres de Müller, les autres appartiennent à des cellules nerveuses bipolaires, dont l'un des prolongements traverse la couche granuleuse interne pour se mettre en rapport avec les prolongements des cellules multipolaires, et l'autre pénètre dans la couche granuleuse externe.

6° Couche granuleuse externe.

Cette couche est très peu épaisse. Elle offre la structure de la couche granuleuse interne.

7° Couche externe à noyaux.

La couche externe à noyaux, est constituée par un stroma conjonctif criblé de trous. On trouve dans cette couche des noyaux appartenant aux cellules des batonnets. La partie profonde, des cellules des batonnets est reliée par des prolongements, d'une part, aux batonnets, d'autre part, à la couche granuleuse externe.

8° Couche limitante externe:

La membrane limitante externe apparaît comme une bordure mince à double contour. Elle est surmontée, du côté des cônes et des batonnets, par une série de cils (Schultze) qui sont, comme la membrane, elle même une production cuticulaire (Ranvier)

9° Couche des cônes et des batonnets.

La couche des batonnets et des cônes est aussi appelée membrane de Jacob. Elle est formée par les prolongements externes des cellules de la couche externe, à noyaux. Ces prolongements, arrangés régulièrement comme des piquets enfoncés l'un a coté de l'autre, présentent deux formes distinctes, celle de Cônes et de Batonnets:

a. Cônes:

Les cônes ont la forme de quilles, terminées en pointe au dehors et légèrement renflés au dessus de leur base.

Les cônes sont formés de deux segments: un segment externe se colorant en noir par l'acide osmique et se partageant en disques sous l'action des réactifs. Un segment interne, ne se colorant pas et renfermant, au point de séparation d'avec le segment externe, ce que M. Ranvier a appelé un corps intercalaire. Ce corps intercalaire, qui se colore vivement en rouge par le carmin, paraît formé d'après Schultze, de fils convergeant vers le sommet du segment interne. (Homme et singe) Le segment interne des cônes est renflé.

b. Batonnets:

Chez les mammifères, les batonnets sont régulièrement

Cylindriques. Ils sont formés, également, de deux segments distincts : un externe et un interne, présentant les mêmes réactions que les segments correspondants des cônes. Le segment externe des bâtonnets, présente, en outre, des cannelures longitudinales. Le segment externe des bâtonnets contient une matière particulière qui se détruit sous l'influence de la lumière (Rouge rétinien)

10. Couche pigmentée.

La couche pigmentée de la rétine est formée par une assise de cellules polygonales. Les cellules sont composées de deux parties : une partie externe non pigmentée, renfermant le noyau et en contact avec la choroïde; et une partie interne en contact avec la membrane de Jacob, et renfermant une grande quantité de pigment. Cette partie interne envoie des prolongements entre les cônes et les bâtonnets.

Telle est la structure générale de la rétine ; mais cette structure se modifie légèrement dans les diverses parties de l'œil.

Tache jaune :

La tache jaune est située sur l'axe optique de l'œil. La coloration, qu'elle présente, est due à la présence d'une matière colorante spéciale, qui infiltre toutes les couches de la rétine, sauf la membrane de Jacob. À sa partie moyenne, se trouve une dépression (fovea) qui correspond à la partie amincie de la membrane.

À ce point, la rétine se réduit à la couche granuleuse externe, à la couche externe à noyaux et à la membrane de Jacob. Celle-ci présente, presque exclusivement, des cônes.

6°. Cristallin.

Le cristallin se compose de deux parties : d'une partie enveloppante (Capsule du Cristallin) et d'une partie centrale (Substance propre du Cristallin)

a Capsule du Cristallin.

La Capsule du Cristallin possède une transparence remarquable : cette qualité lui a fait donner le nom

de Cristalloïde : Certains anatomistes, divisant la cristalloïde en deux parties, admettent une Cristalloïde antérieure
et une cristalloïde postérieure. A la face postérieure de
la cristalloïde antérieure, on trouve plusieurs couches de
petites cellules. (cellules de l'humeur de Morgagni, épithélium de la Cristalloïde)

La capsule du cristallin est formée d'une substance
homogène qui présente une assez grande résistance.

6. Tissu propre du Cristallin.

Structure:

Le tissu propre du Cristallin est constitué par des fibres
spéciales (fibres cristalliniennes) Les fibres se présentent
sous deux aspects différents :

1. Les superficielles sont larges, aplaties, et sont juxtaposées, sans interposition d'aucune substance ; elles possèdent un noyau et quelquefois une cavité centrale.

2. Les fibres profondes, sont moins larges plus pâles
et présentent, sur leurs bords, de fines dentelures. Les fibres ne possèdent ni noyau ni cavité centrale.

Texture:

Les fibres cristalliniennes sont agencées de façon à former
des lames. « Quand on examine un cristallin traité par
l'eau bouillante, on observe sur chacune de ses faces trois
fissures équidistantes partant de chaque pôle. A la
face antérieure, une de ces fissures est ascendante et ver-
ticale, les deux autres sont descendantes et obliques.
A la face postérieure, la disposition est inverse. Ces lignes
représentent la coupe de plans méridiens qui s'enfoncent
jusqu'au voisinage du centre de l'organe. Ces plans répondent aux extrémités des fibres ; toutes vont d'un point quelconque des fissures antérieures à un point quelconque des fissures postérieures, en suivant une direction méridienne com-
binée avec la torsion de 60 degrés environ que présentent
les branches des deux figures étoilées l'une sur l'autre. Cette
disposition est commune aux fibres du cristallin jusqu'au noyau central, où elles offrent une direction rectiligne
d'avant en arrière » Pouchet et Tourneux.

Pour plus de détails voyez Sappey tome III page 816.

7º Corps vitré.

Le corps vitré est une matière gélatiniforme, peu consistante et appartenant à cette variété des tissus muqueux qui forme la gelée de Wharton.

Chez le fœtus, on trouve dans le corps vitré, des cellules conjonctives étoilées semblables à celles du tissu muqueux. Chez l'adulte ces éléments ont disparu, on n'y retrouve plus, comme éléments figurés, que quelques cellules migratrices.

Le corps vitré est recouvert par une membrane enveloppe (membrane hyaloïde.)

Annexes de l'œil.

Nous décrirons les paupières et l'appareil lacrymal.

a. Paupières.

Les paupières présentent à considérer, quatre couches: ce sont de dehors en dedans :

1º la peau

2º la couche conjonctive sous cutanée.

3º la couche musculaire.

4º la couche fibreuse (cartilages tarses)

5º la couche muqueuse (conjonctive)

La peau est mince, elle présente des poils (cils), quelques glandes sébacées et des glandes sudoripares.

La couche sous cutanée est formée de tissu conjonctif délicat et ne renferme pas de graisse.

La couche musculaire formée par l'orbiculaire.

Le cartilage tarse est formé par des faisceaux de fibres lamineuses, longues, dirigées en divers sens mais généralement parallèles à la surface de la paupière et perpendiculaires à son bord libre. C'est dans le cartilage tarse que sont placées les glandes de Meibomius.

Les glandes de Meibomius, sont des glandes acineuses simples, qui ont la structure des glandes sébacées.

La conjonctive est une muqueuse demi-muqueuse très mince. Son épithélium est pavimenteux stratifié, son derme présente des papilles rudimentaires.

Glandes lacrymales.

Les glandes lacrymales présentent une structure analogue à celle des glandes salivaires séreuses.

Voies lacrymales.

Le sac lacrymal et le canal nasal sont tapissés par une muqueuse assez épaisse.

L'épithélium est vibratile et le derme ne renferme pas de glandes.

E. Sens de l'ouïe

Nous suivrons, dans la description de l'appareil de l'audition, l'ordre dans lequel on étudie en anatomie descriptive les diverses parties de l'oreille.

Oreille externe.

a. Pavillon.

La charpente du pavillon est constituée par du cartilage élastique.

b. Conduit auditif externe:

Le conduit auditif externe est tapissé par une peau mince et délicate. Elle est abondamment pourvue de poils et de glandes cérumineuses. Elle adhère très vivement au périoste sous-jacent.

Oreille moyenne

L'oreille moyenne présente à étudier: la membrane du tympan et la muqueuse de la Caisse et la trompe d'Eustache.

a. Membrane du Tympan.

La membrane du tympan est essentiellement constituée par une lame fibreuse en continuité avec le périoste de la caisse. Cette lame est formée de deux plans de fibres:

un plan externe, de fibres qui rayonnent autour du manche du marteau (fibres radiées)

un plan interne de fibres circulaires.

La membrane est tapissée, en dehors, par la peau du conduit auditif externe profondément modifiée. Elle ne présente ni glandes ni papilles.

En dedans, elle est tapissée par la muqueuse de la caisse, mais dont l'épithélium s'est réduit, à ce niveau, à une seule couche de cellules aplaties.

b. Muqueuse de la Caisse:

Épithélium: Vibratile sur toutes les parties de la caisse, sauf au plafond et sur le promontoire où il est pavimenteux stratifié.

Derme: Très-mince et adhérent au périoste sous-jacent. Il présente, au niveau de l'orifice des trompes, des glandes tubuleuses simples tapissées par un épithélium cubique.

c. Trompe d'Eustache:

La trompe d'Eustache est tapissée par une muqueuse qui présente des plis longitudinaux au niveau de la portion cartilagineuse.

Épithélium: Vibratile avec nombreuses cellules caliciformes. (Schultze)

Derme: Le derme présente des glandes en grappe et des follicules clos.

Les glandes, très-nombreuses dans la portion cartilagineuse, présentent des culs-de-sac tapissés par de grosses cellules polyèdriques qui remplissent presque entièrement la cavité de l'acinus.

Oreille interne.

Configuration générale:

L'oreille interne se compose de sacs membraneux remplis de liquide (Endolymphe) et de tubes, que l'on peut diviser en deux appareils (Appareil du limaçon et appareil des Canaux semi-circulaires)

a. Appareil des canaux semi-circulaires)

Les canaux semi-circulaires sont au nombre de trois: ils affectent, entre eux, des directions réciproquement perpendiculaires. Deux sont dans des plans verticaux (Canal vertical supérieur ou antérieur; et Canal vertical postérieur); un est dans le plan horizontal (Canal demi-circulaire horizontal)

Les canaux semi-circulaires s'ouvrent dans un petit sac qui a reçu le nom d'utricule. Au voisinage de l'un des points de son abouchement dans l'utricule, Chaque canal semi-circulaire est renflé en forme d'ampoule. Le canal semi-circulaire antérieur s'unit au postérieur

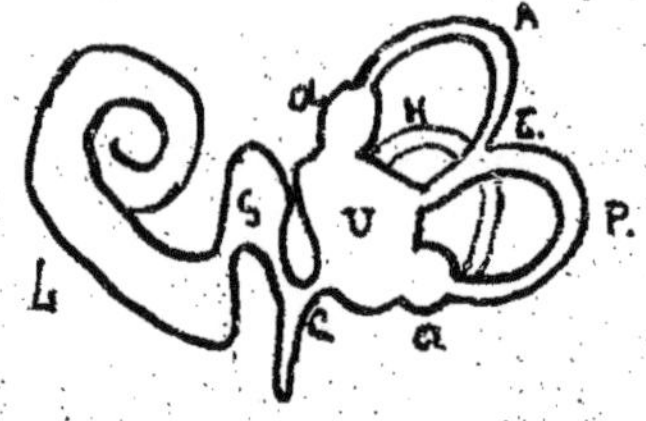

Schéma des canaux semi-circulaires
(Cadiat)
A.P. Canaux semi-cir. Verticaux.
T. Point de réunion de l'extrémité non ampullaire de ces canaux.
a.a. ampoules.
H. Canal semi-circulaire horizontal
V. utricule.
S. saccule.
L. Limaçon.
C. Canal⁵ unissant l'utricule et le saccule.

par son extrémité non ampullaire avant de s'ouvrir dans l'utricule.

Lorsqu'on ouvre les ampoules, on voit sur leur surface interne et en avant un épaississement en forme de crête (crête auditive)

C. appareil du limaçon

L'appareil du limaçon se compose d'un sac analogue à l'utricule (saccule) et d'un long tube enroulé en spirale. Ce tube (limaçon membraneux) est fermé à ses deux extrémités, et communique avec le saccule par un très-petit conduit.

Le saccule et l'utricule communiquent entre eux par un canal court et étroit (Canal de l'acqueduc du Vestibule)

Les différentes parties molles que nous venons d'étudier (labyrinthe membraneux) sont placées dans des cavités osseuses qui ont reçu le nom de labyrinthe osseux.

Le saccule et l'utricule occupent la partie du labyrinthe osseux qui porte le nom de Vestibule. Ils sont séparés par une crête osseuse (crête du vestibule) et sont placés de telle façon que l'utricule ferme entièrement la fenêtre ovale.

Les Canaux semi-circulaires sont placés dans des canaux semi-circulaires osseux.

Toutes ces parties ne remplissent pas les cavités osseuses. Elles sont suspendues, à leurs parois, par des filaments de tissu conjonctif. L'espace qui les sépare de ces parois est rempli par un liquide (Périlymphe)

Le canal du limaçon est enroulé autour d'un axe

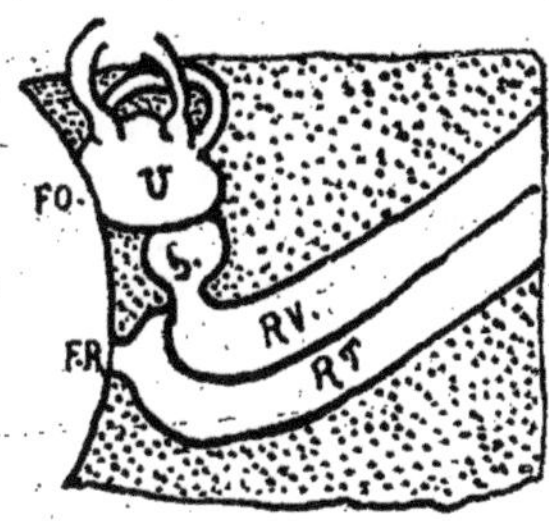

schéma pour montrer les rapports du labyrinthe membraneux avec les cavités osseuses (Cadiat)
V. utricule.
S. Saccule
R.V limaçon membraneux (Rampe Vestibulaire)
R.T. Rampe tympanique.
FO. fenêtre ovale
F.R. fenêtre ronde.

osseux (Columelle). Il ne remplit pas la cavité du canal osseux qui le renferme. Ce canal osseux présente, vers le

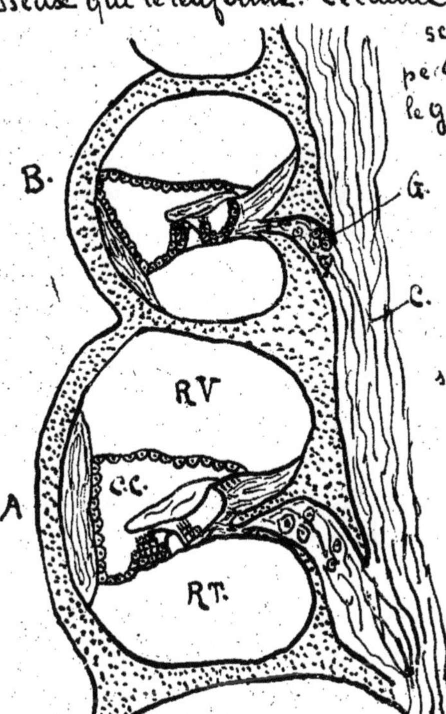

schéma représentant une coupe du limaçon faite suivant le grand axe de la columelle.
(D'après une figure de Klein)
A.B. Coupe de 2 tours de spire.
R.V. Rampe vestibulaire
avec (CC) le canal cochléaire.
C. Nerf Cochléaire
G. Ganglion de Rosenthal situé dans la lame des Contours
R.T Rampe tympanique.

milieu de sa hauteur, une saillie osseuse (lame des contours) C'est à l'extrémité de cette saillie qu'est attaché le limaçon membraneux. Grâce à cette disposition, le canal osseux du limaçon est divisé en deux étages (Rampes)

L'une de ces 2 rampes est supérieure : elle est entièrement remplie par le limaçon membraneux, qui communique, comme nous l'avons déjà dit avec le saccule. Or ce sac est logé dans le vestibule, le limaçon membraneux communiquera avec cette cavité et la rampe, qu'il portera le nom de Rampe vestibulaire.

L'étage inférieur est entièrement osseux. Il communique, avec la caisse, par la fenêtre ronde. (Rampe tympanique)

Description particulière des organes de l'oreille interne.

a. Limaçon

Le canal membraneux du limaçon occupe, comme nous venons de le voir, tout l'étage supérieur du limaçon osseux, c'est à dire la rampe vestibulaire. Mais les organes importants du limaçon occupent sa partie externe et inférieure.

Ils sont situés dans un canal (canal cochléaire) limité: en bas, par une membrane (membrane basilaire) qui s'insère, en dedans à la lame des contours; en dehors à la partie inférieure d'un épaississement fibreux, qui est appliqué contre la paroi externe du limaçon (ligament spiral)

en haut, par une membrane (membrane de Reissner) qui s'insère, en dedans à un épaississement fibreux situé sur la lame des contours; en dehors à la partie supérieure du ligament spiral.

Si l'on examine les organes contenus dans le canal cochléaire, on trouve, sur la face supérieure de la lame des contours, un épaississement (crête auditive) d'où partent, en divergeant l'une en haut l'autre en bas, la membrane de Reissner et la membrane basilaire

Crête auditive:

La crête auditive est formée par un épaississement du périoste en forme de bandelette triangulaire. Son sommet répond à la lame des contours, sa base, tournée vers le canal cochléaire, est creusée d'une gouttière (sillon spiral) que limitent deux lèvres. L'une de ces deux lèvres est supérieure (lèvre vestibulaire) l'autre est inférieure (lèvre tympanique).

La lèvre vestibulaire se termine par un bord tranchant auquel on donne le nom de bandelette sillonnée. Vue par sa face supérieure, elle présente des saillies arrondies plus volumineuses au niveau de leur bord libre qu'au point de leur implantation. Ces saillies portent

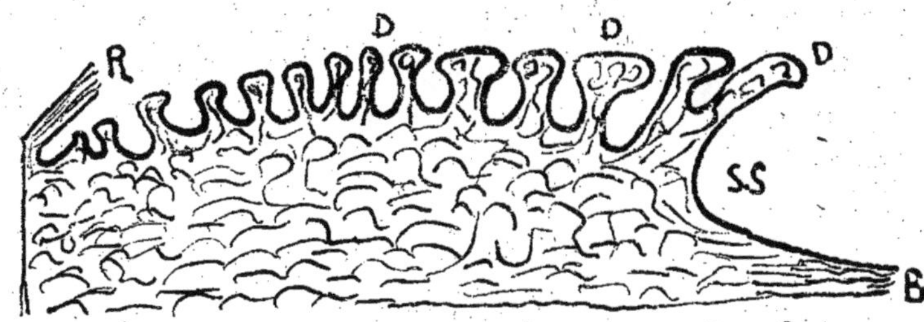

Schéma d'une coupe transversale de la crête auditive.
D'après une figure de M. Suppey.

R. origine de la membrane de Reissner
SS. Sillon spiral.
B. lèvre tympanique donnant insertion à la membrane basilaire.
D. lèvre vestibulaire avec les dents auditives.

le nom de dents auditives.

De la lèvre tympanique part la membrane basilaire qui va s'insérer, en dehors, à la partie inférieure du ligament spiral.

Membrane basilaire:

La membrane basilaire présente à considérer trois portions: une portion interne qui s'insère à la lèvre tympanique de la crête auditive (zone perforée), une portion moyenne (zone lisse), et une portion externe qui se fixe sur le ligament spiral (zone striée)

1º Zone perforée:

La partie interne de la membrane basilaire est relativement épaisse. Elle présente une série de trous, placés sur un seul rang, qui donnent passage aux filets du Nerf cochléaire.

2º Zone lisse:

La zone lisse contient, dans son épaisseur, un vaisseau assez volumineux. Elle supporte l'organe de Corti.

Organe de Corti: L'organe de Corti se compose, d'une longue série d'arcades juxtaposées et de cellules épithéliales particulières

Chaque arcade se compose de deux piliers dis-

...tingués en interne et externe (Piliers de Corti).

Schéma du canal cochléaire

d'après une figure de M. Poirier

CC. canal cochléaire.
LS. ligament spiral.
MB. membrane basilaire.
MR. membrane de Reissner
CA. crête auditive
MS. son lèvre vestibulaire.
NT. sa lèvre tympanique.
P. Piliers de Corti avec leur prolongement externe.
CCE. cellules ciliées externes
CI. cellules ciliées internes
SS. sillon spiral.
TC. tunnel de Corti
CS. cellules de soutien
C.cl. cellules de Claudius.
GR. ganglion de Rosenthal
F. fibre nerveuse qui se rend aux cel. ciliées externes.

Les piliers de Corti sont étroits et grêles dans leur partie moyenne (corps) et renflés, à leurs deux extrémi-

tés (tête et base)

Les piliers internes, plus courts que les externes, présen- tent une base qui s'insère sur la membrane basilaire, et une tête concave en dehors, pour recevoir la tête du pilier externe. Elle se termine par un prolongement qui recouvre la tête du pilier externe (1)

Les piliers externes présentent, au contraire, une tête renflée en dedans. Elle présente un prolongement effilé qui se porte en dehors et est recouvert par le prolongement du pilier interne.

Au niveau de la base, se trouve une petite masse de protoplasma munie d'un noyau. Cette masse représente le reste de la cellule qui a servi à former les piliers. Les rapports, entre les piliers externes et les piliers internes sont tels, qu'il faut deux piliers internes pour recevoir la tête d'un pilier externe. La voûte, circonscrite par les arcades de Corti, porte le nom de Tunnel de Corti.

En dehors et en dedans de la voûte de Corti, se trouvent des cellules spéciales distinguées en cellules auditives externes et internes :

Les cellules auditives internes, sont de grandes cellules ciliées dont le plateau est sur le même plan que la tête des piliers. Ces cellules présentent un prolongement qui les fixe à la membrane basilaire, et un autre mince et variqueux qui est en communication avec une fibre nerveuse. Elles forment en dedans du pilier interne deux ou 3 rangées.

Les cellules auditives externes sont encore désignées sous le nom de cellules jumelles. Ces cellules sont en effet formées de deux cellules intimément unies, à leur

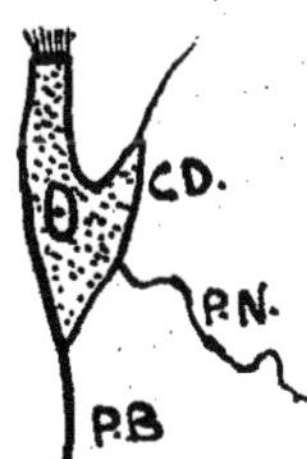

Cellules jumelles schéma
PB. Prolongement basilaire
P.N. Prolongement nerveux
CD. Cellule de Deiters.

partie moyenne. Le corps de l'une de ces cellules est cylindrique et porte une rangée de cils. Le corps de l'autre cellule est conique, il envoie, vers la surface, un long prolongement. Ces cellules forment, en dehors des piliers externes, trois rangs parfaitement réguliers ; elles sont en rapport par deux prolongements profonds, avec la membrane basilaire et avec un filet nerveux.

Les prolongements des piliers de Corti, forment, au dessus des cellules auditives externes, une membrane percée d'orifices pour laisser passer les cils des cellules. (membrane réticulée)

Enfin recouvrant tout l'organe de Corti, se trouve, une fine membrane striée qui s'insère sur la face supérieure de la crête auditive et reste libre en dehors. C'est une masse sous élasticité qui semble jouer, à l'égard de l'organe de Corti, le role d'étouffoir (Nuel) C'est la membrane de Corti.

3e Zone Striée :

La membrane basilaire, abstraction faite des productions épithéliales qu'elle supporte, est formée par un nombre considérable de fibres. Ces fibres sont parallèles et jouissent d'une élasticité parfaite (Nuel) Au niveau de la zone striée, cette disposition est parfaitement évidente : les fibres s'y groupent en faisceaux, et sont unies par une lamelle unissante.

L'épithélium, qui tapisse les parois du Canal cochléaire, varie avec les parties que l'on considère. Suivons le, à partir de la zone striée en remontant vers la membrane de Reissner.

On trouve, immédiatement appliquées contre les cellules auditives externes, de grandes cellules cylindriques qui ont reçu le nom de cellules de soutien (Hensen)

À mesure l'on se rapproche du ligament spiral les cellules diminuent de hauteur. Au niveau de l'angle externe elles sont, encore légèrement cylindriques (Cellules de Claudius) mais sur le ligament spiral elles sont aplaties.

Ces cellules, aplaties, se continuent sur la membrane de Reissner (formée par un prolongement du périoste) et passent entre les dents, de la bandelette sillonnée pour aller tapisser le sillon spiral. A ce niveau elles forment plusieurs couches.

Terminaisons nerveuses du limaçon

Le nerf cochléaire suit un canal spiral creusé dans l'inté-rieur de la columelle (Canal spiral de Rosenthal). Les fibres ner-veuses, qui le constituent, sont en rapport avec des masses de cel-lules, bi et tri-polaires, placées dans une cavité creusée dans la base de la lame selon les contours. (Ganglion de Rosenthal)

À la sortie du Ganglion de Rosenthal, elles traversent une série d'orifices de la lame spirale pour s'engager dans les trous de la zone perforée de la membrane basilaire.

A ce niveau, elles perdent leur myéline, et se divisent en deux groupes. L'un, des deux Groupes, se met en rapport avec les cellules auditives internes; l'autre, traverse o-bliquement le tunnel de Corti et gagne les cellules auditi-ves externes.

La rampe tympanique et la partie de la rampe vestibulaire, qui est située au dessus du Canal cochlé-aire, sont tapissées par un épithélium aplati

T. Canaux semi-circulaires.

Les canaux semi-circulaires, le saccule et l'utricule présen-tent à considérer trois couches.

1° Couche externe: formée par du tissu conjonctif avec des cellules pigmentaires.

2° une couche moyenne: formée par une membrane hyaline

3° un épithélium: formé de cellules polyédriques

En un point de leurs parois, les ampoules des canaux semi-circulaires, le saccule et l'utricule, présentent un épaississement; en forme de crête dans les ampoules (crête auditive) en forme de tache (Tache auditive) dans les deux sacs.

A ce niveau l'épithélium est formé de deux espèces cellules :

1° De cellules épithéliales ordinaires, cylindriques, ou de soutènement

2° de cellules allongées, fusiformes, présentant un long prolongement périphérique en forme de cil. Par leur ex-trémité profonde, elles sont en rapport avec des filets nerveux (Cellules auditives)

La crête, et les taches auditives sont recouvertes par le sable auditif (otoconie)

Additions (1)

Capsules surrénales.

Les capsules surrénales sont recouvertes par une membrane fibreuse qui envoie des prolongements dans l'intérieur de l'organe et forme sa charpente.

On distingue dans les capsules, deux substances : une substance corticale et une substance médullaire :

a. substance corticale :

La substance corticale est jaune : elle est formée par des tubes de cellules épithéliales qui rayonnent du Centre à la périphérie. Ces tubes sont dépourvus de membrane propre et sont séparés par de très-fins prolongements de la capsule fibreuse.

b. Substance médullaire :

La substance médullaire est rougeâtre. Elle présente des groupes de cellules étoilées, séparés par du tissu conjonctif. Ces cellules sont des cellules connectives. Au milieu du tissu fibreux de la substance médullaire, on trouve un grand nombre de Vaisseaux et de Nerfs.

Corps thyroïde :

Le Corps thyroïde est formé par un amas de Vésicules closes, arrondies ou légèrement déprimées. Ces vésicules closes sont formées, par une membrane propre hyaline tapissée intérieurement, par des cellules épithéliales polyédriques. Elles renferment une masse de substance colloïde.

Les vésicules closes sont groupées de façon à former des lobules.

Table des matières.

I Tissus.

II. Appareils.

III Organes des sens.

Sens du toucher

Sens du goût.

Sens de l'odorat.

Sens de la vue.

2-86. Auto. G. FOIX á Auch.

9 782329 074047